U0020153

大霧中人

思覺失調
工作錄

綠主張策畫
余欣蓓——著

推薦序

一起尋找通往答案的路徑

林君陽《我們與惡的距離》導演

二〇一九年四月，《我們與惡的距離》的故事落幕了，看著故事，我們一起認識了王赦、宋喬安、李大芝、劉昭國、應思悅、應思聰……，一起走過了他們這段人生的試煉，看到懸在頹傾困頓邊緣的人生是怎麼讓人欲振乏力。飾演思覺失調患者的哲熹說過：「我記得整部戲殺青的最後一場戲是我，殺青了，我可以離開這個角色，但那些人呢？他們還是得繼續下去……」

拍攝《與惡》的過程，覺得我們是在問問題，但我們並沒有給出答案的能力。劇末結尾，我們留下了一絲對未來的想像願景：精障者來到職場，受到包容接納的互動。那是我的願景，但我也明白，雖說戲如人生，下戲後的現實中畢竟無法用蒙太奇（剪接）的技法去面對的。《大霧中人》書裡所描述的，是更真實深入的社會工作現場，透過文字，我看到各種現實的無奈，也同時看到很多很多的愛。

看著書名——《大霧中人》，說的是他們吧？那些為病所苦的人。轉念，在塵世愛恨情愁的我們不也是身在霧中蹣跚地行走的癡人嗎？我們和他們都在霧裡，距離到底有多遠呢？

人在一起協作生活形成社會，又因為每個人的獨立性和複雜性，社會總有很多問題，我們都想找到簡單明白的答案，偏偏真實世界的解答都在遙遠的彼方。我們總因未知而恐懼莫名，面對不知如何應對的人事物，又該怎麼做才能放下那份擔憂？也許，試著透過閱讀去理解他們吧，經由這些文字認識更多生命真實的樣貌。
也許有天，我們可以一起尋找到，通往答案的路徑。

推薦序

閱讀美川：她走出一條超越專業與制度的復元道路

王增勇　政治大學社會工作研究所教授

這本書記錄了翁美川與精神障礙者陪伴一輩子的故事。美川不在體制內固定的位置，因為她有自己對精神復健的願景，但她像是一位織女，將她在生活中參與的不同社會團體（醫院、教會、社團、合作社、地方政府），巧妙地為精障者編織一張支撐他們的安全網，在他們掉落時接住他們，讓精障者知道自己的生命中有人在旁邊不離不棄地陪伴著。相較於目前台灣精神醫療人物傳記多以精神科醫師在正式醫療體系發展的努力為焦點，美川的故事有著顯著的差異。我認為她的精障復健超越專業與制度的框架。

首先，不像一般精神科醫師的單一專業身分，美川身上有著多重的身分，她出身精神護理專業教育、虔誠基督徒、婦女共同購買合作運動的創始者之一，這些多元身分讓她得以如此服務精障者，而且她所做的事情卻不屬於特定精神醫療復健正式體系的一環。這種非正式體制內的工作模式，我認為是反映了美川的女性角色。如果將現有精神科醫師的傳記視為男性敘事，例如吳佳璇所著的《台灣精神醫療的開拓者：葉英堃傳記》、楊索所著的〈台灣精神醫療界先驅：陳珠璋老驥伏櫪〉、或陳永興所著的〈追思台灣精神醫療的先驅者：林宗義教授〉，美川這本書則是屬於台灣精神醫療體系的女性敘事。從故事中，大家會看到美川即使對精神障礙者有很大的使命，做為人妻的她仍必須以丈夫的事業

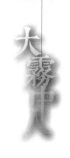

為先，直到多年後的同學會，美川才又被召喚起服務精障者的熱情，但仍在對家庭承諾工作不影響她對家庭的照顧責任下，她才得以投身。這種「家庭先、事業後」的照顧要求是所有華人婦女都受到家庭責任的束縛。

其次，美川的體制外工作也反映了精神醫療體系的性別分工。在精神醫療的專業分工體系中，男性主導的精神科醫師以疾病治療為重點，而女性主導的護理則以執行醫師交代的醫囑為主。美川對精障者的服務理念著重於透過工作協助精障者重建生活秩序，這樣的取向與精神醫療以疾病治療的重點不同，美川想做的工作訓練事情無法在精神醫療體系中獲得足夠的支持與空間，因此美川最終必須在體制外工作。

她的故事超越制度是因為過去三十年國家精神照顧資源的分配歷史，精神疾病的治療與復健長期都是由醫療衛生所主導，即使一九九〇年當時的殘障福利法第一次大幅修法，精障者都仍被排除在殘福法之外，直到一九九五年慢性精神病患才納入身心障礙類別中，精障者才有機會使用身心障礙權益保障法的社會福利與就業服務。一九九〇年強制定額雇用是國家權力介入向來被企業主視為資方專屬的經營自主，未足額雇用的雇主將繳交最低工資的罰款，最多公司行號登記的台北市政府，因此累積大筆身心障礙就業基金。這筆基金在二〇〇〇年後當時勞工局長鄭村棋的主政下，提供了台北市精神障礙者就業服務發展的動能，呈現百花齊放的狀態。以工作做為精障者回歸社會的美川在這波發展中，延續她在市療的「有何不可」咖啡，與中興精神科合作，將精障者帶入集貨場與主婦聯盟的媽媽志工一同工作，提供就業機會。但是美川很快地就發現政府的障礙者就業輔導並沒有針對精神疾病的循環特性提供完整的支持，反而以「穩定就業三個月以上」的管理指標做為成功的定義，對補助方案進行齊頭式的管理。於是美川也放棄接受政府方案的申請，而透過合作社的社會企業性質來支援她的工作模式，取得她用最貼近精障者生活需求的方式進行服務的自主性。

我認為美川的故事對精神社區復健具有先知性的啟示：從事精神障礙者復健工作的人要帶來「希望」，美川的這種態度來自於她的基督信仰，同時也讓障礙者產生穩定的力量。其次，「勞動」是精神障礙者回歸社會的復健力量，「工作」是他們走入正常世界的入場券，但他們的勞動型態要破除現有資本市場的個人傾向，以共同勞作、共同生活，凝結生命共同體的集體性，讓這群無法找到安身立命的個體不再孤獨！這些特點正是現有精神社區復健被專業與體制所忽略，也是這本書可以對台灣社會帶來的啟發。

推薦序

大霧中攜手同行

蔡盧浚　台北市立聯合醫院中興院區 精神科主任

人生如同一本書！想必你聽過這句話。然而，哪些人的生活、哪些人的生命故事，會被寫成書？這書又該是由誰來寫呢？

精神科的工作當中，很重要的部分就是聽人們訴說生活，敘述她（他）遭受的苦難與悲傷、衝突和憤怒，當然，也有成功和喜悅。生病的故事大多是真實而普通，不會被特別注意。況且，除非和己有關，一般人不會很想注意聽病人和生病的事。因此，合作社、「有何不可」咖啡屋、美川、羅督導、小瑩和他的朋友們發生的事，就這樣靜靜地等待著，幾十年過去，終於，有人以略帶詩意的方式，用心地把它化為一本書！

欣見這本書的誕生，閱讀時也觸動許多記憶與心情。和精神疾病有關的書籍已有不少，然而像這樣一整本書都是描述思覺失調症患者與他們的康復之路，卻是罕見的。作者帶著文學與人文視角切入，勾勒出病友辛苦的生病與工作復健之路，使社會大眾能看見更多，更貼近被忽視的弱勢族群生活。

思覺失調症的病患要如何走上就業之路呢？疾病初期，病人並不知道自己生病了！家屬也無法相信，隨著墜入痛苦，整個家庭得去面對為什麼會發生這種事？接下來漫長的醫療過程中，最無可奈何的是病情未必能控制很好，或是症狀改善就停止就醫、吃藥，以致疾病復發。在改善後的復健過程裡，疾病的症狀會造成工作能力的障礙，雇主們也難以安心雇用精神病患，種種的挫折、困頓，常常使病患們放棄求職的努力。在工作中一旦症狀變多，無法專注、容易產生人際溝通障礙，假如沒有許多的友善包容、沒有支持陪伴的人、沒有人適時提醒就醫、沒有主管們幫忙調整工作文化讓病患能適應……，坦白講，我認為要成功滿困難。

如此困難下產生的成功，主婦聯盟提供的工作場必定有獨特之處，我想應該是持續關心、照顧，充滿愛與接納的「媽媽特質」，長期支持陪伴病友，是他們能維護病患持續工作的重要核心價值。

書中的故事，帶來信心和希望。友善環境所能營造出的力量，能夠讓病友與家屬更快走出迷霧。對於像美川、羅督導這樣的第一線長期照護精神病友者，我充滿著敬意。作者費心完成的故事，推薦大家成為《大霧中人》的讀者。當有人在霧與悟間迷惘時，如果我們有機會，也可以成為大霧中人的陪伴者。感謝作者欣蓓，這本書為精神醫療留下了充滿人文、寶貴的記錄。我知道要寫下這樣一本書非常不容易，願《大霧中人》的出現，為我們帶來更多彼此陪伴的勇氣與祝福。

目次
Contents

美川是提燈人，
在迷宮的前方提著燈，
看夢境中的病友打轉，
她堅忍地風雨中守著，
用耐心和希望等待病友們走出迷霧。

目次
Contents

目次
Contents

每一個人都有屬於自己的故事，
以及關於那些過往最深的寂寞，
無人知曉的淒楚、傷痛與堅韌。

因為持續堅守在第一線，
也有了更多的機會去關懷每一位病友。
對於那些因為各種原因，
被家屬遺棄，
或家屬也迫於無奈無法照顧的病友，
羅督導也試著用不同的方式去支持。

第六章
花開花落：康復點點滴滴……169

對於思覺失調症者的症狀，
陪伴者不能急忙否認，
那會使他們感到孤立無援，
但也不要隨之鞏固他們的想像，
讓他們越陷越深。
傾聽、轉移注意力，
能夠使他們暫時脫離危險迫害的恐懼中。
在病友飄搖不定的思緒裡，
需要有強而有力的心靈伴他們度過難關。

目次
Contents

想為精神障礙朋友尋找能夠工作養活自己的人生道路，美川最大的心願在這裡得到實現。

前言

寂寞的樣子

這本書裡的故事訴說愛、寂寞、孤獨與奮鬥，記錄了精神障礙朋友重回社會的工作復健路。在被遺忘的人間角落，有許多家庭正在進行困獸之鬥，一人生病、全家中獎，在困難與眼淚之間，沒有人願意放棄。

罹患思覺失調症（舊稱精神分裂症）的人，是鋼索裡隨時會掉下的人，誰願意扶持一把，就能為不幸的家庭多貢獻幾分支持的力量。

而美川與羅督導是民國七〇年代首幾批出來的護理學校高材生，她們的友情發芽於二女中（今中山女高），堅實於求學，茁壯於工作。兩人都矢志要為精神病友貢獻一份心力。當羅督導走向體制內的市立療養院開始精神醫學四十年漫長的職涯時，美川走向了體制外的私人工作訓練場。

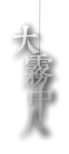

兩人各經風霜，也都更加豁達、歷練。她們是奉獻精神醫學的雙面維若妮卡，四十年後重聚於智立勞動合作社，共同勞作。生命的花一直開在她們的心上，命運的樂章伴隨精神障礙者的眼淚與歡笑，成為勞動裡最美的風景。

在路上——獻給每一個勞動的你/妳

我們在城市中勞動　苦其心志勞其筋骨
我們在心靈中勞動　匍匐前行大霧中人

瞬間的飛翔　在隙縫和快樂之間
雙手之上　是轉動的宇宙

黑暗與淚水翻湧
光影在湖上舞蹈
指縫的風　眼眸裡的月亮

那從親愛的樹滑落的

大霧中

是一葉一葉刻著溫柔的同行
相愛不需要理由

序曲

智立勞動合作社的一天

美川是提燈人，在迷宮的前方提著燈，看夢境中的病友打轉，
她堅忍地風雨中守著，用耐心和希望等待病友們走出迷霧。

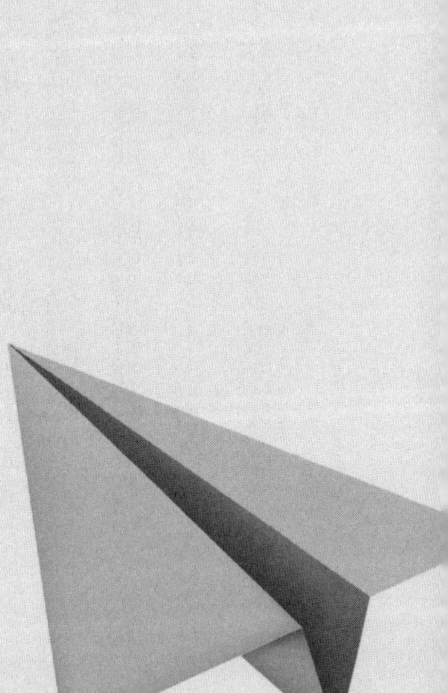

推開智立勞動合作社的門，所有的東西都是鮮活的、流動著，空氣中有著勞動的因子，人因為走入這扇勞動的門而有了新希望。「勞動」就是美川賦予這群精神障礙者的復健力量，「工作」是他們走入正常世界的入場券。

第一次到智立勞動合作社是晴朗的夏日晨間，迎面一位男生蹲在地上整理曬著果乾的籃子，他看向我瞧了兩眼，似乎在辨認著環境，半晌像是兜出祕密，露出純真的笑容來。

「你們來了，到這裡來！」爽朗的笑聲畫破天際，精神抖擻、健步如風，這就是美川了。美川的笑容像太陽一樣和空氣裡的陽光形成和諧的暖意，引領我們走上階梯登上二樓，向做著肥皂的小桃打招呼。

小桃圍著圍兜裙，身形挺直、認真專注，豐腴的臉龐下有著堅定的意志，她全力以赴地做著今日的進度：主婦聯盟的家事皂。小小的皂間井然有序，一籃籃的肥皂旁有幾顆扮相不好的肥皂，這是失敗的成品。

小桃將它另外放置，以免和待售的家事皂混淆。

下了樓梯來到一樓廚房，兩個大型的火爐高度僅及小腿，這是方便大鍋熬煮東西時搬運省力用。兩位智立夥伴也來報到了，一位有著淺淺笑窩、眉眼清秀，中長髮齊肩，另一位是俐落男生頭、眉宇間帶有英氣，她們是小瑩和小C。

小瑩將頭髮紮起來方便做事，小C靜靜地略站於小瑩側後方，都等待著聽美川的指令，「有什麼需要幫忙的呢？」成了在智立勞動合作社裡大家共同的目標。共同勞作、共同生活，在共同中有了共同體的夢想，要到了很後來我才明白，這個夢想就是，我們要一起好好活下去！

午飯是熱騰騰的洋蔥牛肉麵，圍著長方形的鋼板桌，大家搬著高高低低的椅子圍著桌子坐著，椅子不夠，索性拿搬東西的矮腳凳來坐，再不夠，小學生的木椅子也拿來坐，人人拿著吃大鍋飯的老式大碗公，配上一雙鐵筷，桌上也擺著一個巨型的大鍋湯，這就是我們的午餐了。

勞動合作社的東西實用為主、環保為上，這些湊合著用的一切物件裡，有著最甜蜜的務實，不過是初來乍到，我卻已然被一股厚實的愛給包圍著，這裡無論種族、階級、黨派、身分，彼此之間的交流是最真心的對待。

午後的大桌交談，阿金說著：「該怎麼說呢，在這裡還有人願意聽我說。」阿金就是一開始推門進來，蹲著曬果乾的男孩。

這場交談開始於十分鐘前，大鍋飯的圍爐有種蒸騰的熱情，沸騰的湯汁蒸氣冉冉上升，烘得每個人臉都暖暖熱熱、紅通通的。

喝得開懷過癮時，叮咚門鈴響，小桃去開門，是羅督導來了。羅督導在市立療養院工作三十年，退休後仍馬不停蹄投入精神障礙者的支援活動。這一年多，她每星期都固定到智立勞動合作社來，陪伴這裡的精障朋友。她圓圓寬和的臉龐，有著一雙明亮的大眼睛，長久與精障朋友相處培養出來的默契，她的眼神是鹿群迷途可以休憩的森林，充滿微風。羅督導一來也熟門熟路盛了一碗湯，挨著美川坐下。

美川邀請阿金開始今天的聊天主題：「阿金妹妹回家裡，阿金感到互動上的困難。」理著小平頭的阿金說話時總是望著前方，帶著微微笑意，穿過對面的人再望向更遠方。遠方有大海、船舶、有他的烏托邦，但是要他回到現實世界裡，他總感到艱難。

阿金提到已出嫁的妹妹回到家裡短住，他想要互動卻有著人與人之間失去靈敏螺絲的尷尬，心裡千頭萬緒卻理不出日常對話的語言。美川試著要阿金多說一點，我們在一旁默默陪伴著，阿金感到挫折，他說的話我們都不懂；我們感到挫折，阿金的話太形上了。

他說著：「該怎麼說呢，人類總是為著他們自己的目的而生活著，但是在美好的語言邏輯下，我們其實被規範而失去了最原始的純真。」阿金吞吐著哲學家的語言，要他回到現實的描述句子，眉宇便開始掙扎。

一位不食人間煙火的哲學家，他還來不及寫出曠世鉅作，便開始來來回回進出急性精神病房的人生。

實務派的美川耐心引導阿金講出具體實證，「阿金，你要繼續說著這些我們都聽不懂的語言，住在你的世界，然後外面的世界好像也與你無關嗎？」

阿金搔搔他的三分頭，綻放出一個掙扎後終於開朗的笑容，說著：「該怎麼說呢，在這裡還有人願意聽我說。」這既是結論，也是感謝。始終保持沉默的其他人露出了笑容。阿金被妄想症所苦，他的世界是斷桿的風帆，還好有這裡，一個類似社區型的勞動單位，讓他回航。

一群人已魚貫上樓做呼吸操，餘下不久前還鬧烘烘的鋼桌。午後山壁陽光曬進窗明几淨的屋子裡，一道集中的光線在桌上撒成一顆顆閃閃發亮的星星，這裡是屬於智立勞動合作社的故事。命運的風將這些殘敗、不斷被蹂躪、摧毀，又重新奮鬥的勇士，帶到美川面前，開展了他們精神之路的征途。
前方沒有終點，只有永不放棄的戰歌。

第一章

美川：一切皆勞作

人生充滿了許多可能，一旦找到了內心最深的渴望，再累，心都是微笑的。對於美川而言，市立療養院的咖啡屋是她投入精神照護工作的起點，選擇陪伴精障者則是永不退休之路。

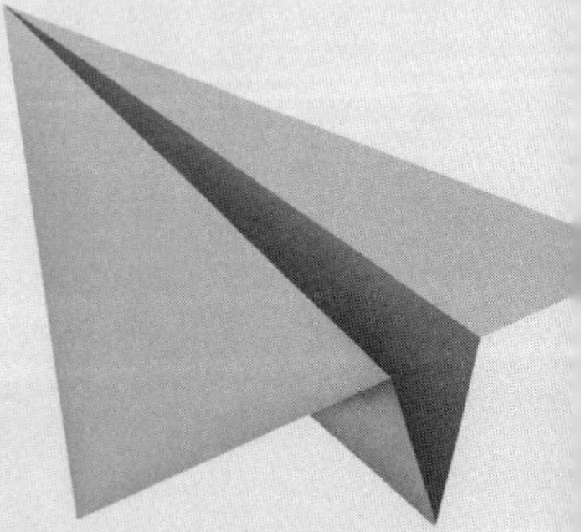

一、緣起，護理學習之路

在生命的很多時刻，我們都曾想過理想與實現理想的距離該有多遠，不斷丈量、不斷修正，直到達成夢想，或者越走越遠。然而有一位女子，她的生命從來就沒有藍圖，她做著微小、在她心中不足為外人道的小事，卻不斷地走向高山，越走越艱險，直至以一人意志撐起了眾多破碎者心房的帳篷，她是翁美川，一位總是帶著笑容、暖呼呼的實作媽媽。

初見到美川時，她已經六十七歲了，美川有著所有六十七歲女人臉上都會有的歲月痕跡，卻又因為眼神的光彩和穿透肌膚的生命力量，使人感到這位女子的不平凡意志。這股意志使她的赤子之情展露無遺，不怕萬難的決心也使她的笑容裡多了孩童純真的爽朗和果敢。說起年少，她的記憶便落入遙遠前的一堂課。

那是在國立護理專科學校（今國立護理大學）上心理系課程時，系上教授傳授的心理系專業知識，像是夏日雷雨，打進美川心間。

在浩瀚的護理學問之海中，這門心理系的課是一枚海上的定針錨，使她在各門醫學院系類別中，找到自己可以出發前行的島嶼。

她憶起那堂課下課後自己心裡的觸動：「當老師說起心理的力量與話語可以帶給人的心理改變時，我覺察到自己心裡有一扇祕密的窗被打開了，那是一種醫療世界的可能，不只是醫療身體，還是醫療心理，而且醫療心理的功效更是不可思議，居然可以完全改變一個人對世界的觀感，還有他的人生。」

對人的好奇成為美川一腳踏進探索心理領域的起點。西方哲學稱哲學家為愛智者，認為哲學的起源是「發現驚喜」。在繁瑣的俗世世界裡，我們的身體苦於勞形、時間被切割成零碎，心靈也在重重疊疊中走向迷航，追究內心是一門生也有涯、知也無涯的漫漫長路，然而，美川卻對心理的最深力量，生起了深邃的好奇與無窮敬意，她不但在學校裡將專注力漸漸放在心理學科的研究上，也開始發現自己自小到大便奠定的對護理工作的興趣，原來更深的渴望是想對人的身心靈提供最大照顧。

發現自己對心理學科的興趣，成為美川為自己照護精神障礙者之路所種下的第一顆種子。

伴隨人生際遇，美川的第二顆照護精神障礙者之路種子也來到。那是護理學校三年的畢業門檻，在畢業前每個人都得到各門醫療學科實習。其中美川印象最深刻的，便是在精神科實習的日子。到醫院去照顧形形色色身心受創的病人，對於懼怕危險心靈的人來說，是件充滿未知與恐懼的苦差事，然而對她而言，能夠與精神受創的病人朝夕相處，利用自己學到的心理知識去陪伴、照料這些病人，卻是生命中感到最生氣盎然、充滿意義的光榮時刻。

回想起這些久遠前的點點滴滴，美川笑著說幾乎都忘了，然而她臉上真情流露的笑容，卻透露了少女美川堅定不移的生命託付，她將生命交給未知、將責任扛起，期許自己在不久的未來能夠成為一位心靈的點燈者，為迷航的孩子指引一條回到真實人生的康莊大道。

然而，現實世界的發展卻往往未盡人意，甚至是摧毀性的痛苦。

在數月的實習生涯後，美川面臨必須回到學校研究報告的畢業前人生，實習裡愉快的談話，和病人共同經歷的掙扎、打氣，也通通必須留在醫院裡。實習生沒有太多可以久待病房的理由，也就在美川回到學校不久後的某一天，她接到了來自醫院的消息，一位因為她實習期間迅速好轉的病人，在她走了之後又迅速地病情惡化，進入混亂思緒的迷宮。這是美川看護精障朋友人生的第二顆種子。這顆種子埋得既深且痛，她告訴自己，陪伴精神障礙者不能只是三天打漁、兩天曬網，需要的是持之以恆的長期陪伴，還有永不放棄的決心與不離不棄的關懷。她還沒有找出方法，然而腳步已經邁下，這顆深邃的種子終有一天必會發芽。

二、曲折，婚姻與家庭主婦的掙扎

畢業後的人生有多少比例會符合自己的期待呢？全有或全無通常只是世間安排的極少數，大部分的人會在命運的獨木舟中走著崎嶇的岔路，或者夸父追日，或者來到英雄彼岸。而美川，她沒有走向心目中理想的精神科護理領域，而是成為了一位高中教師。

回想起來，這是一個命運能夠取得平衡的最大公約數，在精神科仍被視為是照顧骯髒、可怕病人的年代裡，不走向心理治療的護理專業領域，有大半是為了成全不讓父母擔心的孝心。

日復一日的教職生涯倒也安然無事，師生關係的溫馨與教育推敲，成為美川生活中核心思考的職業磨練。幾年後，她嫁給了念建築的先生，婚禮辦得溫馨雅致，在生活裡也沒有太多非做不可的渴望之下，婚後不久便隨繼續深造的先生一同前往東京了。

日本生活愜意安逸，偶爾接待來自台灣的訪客，偶爾回台灣參加老友聚會，最放在心上的就是每次護專同學會裡，同學們各個或憂愁滿面，或眉飛色舞地訴說工作上的艱辛與成長。護專的學生與社會結構關係緊密，在民國六十幾年，許多婦女結婚便走入家庭成為家庭主婦的社會背景下，護專學生成為職場上神采奕奕的工作者，大部分的學生畢業後便成為醫院照護環節的重要生力軍，為社會醫護系統投入全副心力、開始累積實際醫療場經驗。

每當此時，美川便感到懊惱萬分，同學會時既歡欣、敬佩於同學的努力與豐碩進步，一方面又感到自己的埋首家務、毫無長進，家庭主婦與職業婦女之間的心靈差距，有著說不出的苦悶與缺乏成就感，走入傳統家庭的框架裡，婦女是否就沒有實現自我的可能了？這樣的問號日復一日在美川心頭打轉，直至它成為一個巨大的疑問句，壓在心上找不到出路。與此同時，美川仍然努力地盡著家庭主婦的本分。

日本行數年後，美川回到了台灣，與公婆同住的家庭結構下，除了照料先生、兩位兒子的家務操持外，還必須兼顧公婆的需要。

社會主義女性學家探討，家務勞動如何可被視為婦女的重要職場經驗，在家務實作中，美川將一天女人的生命時光切割成給先生上班、兒子學校生活、公婆飲食起居的各種零碎小片段，學院教育養成的知識份子女性理想實踐盼望，在家庭中成為英雄無用武之地的幻夢，所幸家務勞作培養起的責任與時間感，仍使美川稍稍感到日起有功的前進節奏。

六〇年代台灣傳統婦女在婚後對家庭歸屬的責任心，與對自我實踐的兩難與牽扯，在美川身上成為縮影。

猶記得一個夜裡的晚餐飯後，陪著兩位國小生的兒子寫著學校功課時，美川感到自己心裡的孤寂與萎頓，曾經年少許下的精神照護陪伴之夢，漸漸成為越來越不著邊際的想像，家庭主婦的夢想眼看就要在先生工作與孩子成長中被犧牲掉了。

此際，命運的話筒響了。

羅督導在電話那頭輕快地和美川聊著近況，提及市立療養院希望能辦一個創舉，讓日間留院裡的精神障礙朋友可以在醫院一隅成為咖啡屋成員，藉由工作訓練病友與來醫院就診的社會大眾進行互動，院方需要一位可以兼職、帶領病友工作的有護理背景的老師，「不知道妳願不願意呢？」羅督導誠摯邀請美川成為松德院區的醫療體系團隊。

這樣美好的邀請，對於成為全職家庭婦女已經十多年的美川而言，有如天籟。美川在心裡不計萬難地希望自己可以接下這個任務。當年未完成的第二顆種子，終於在多年後，發芽了。

三、有何不可的緣起：日間留院的日升日落

初次聽到日間留院，或許心裡會感到十分納悶，有日間留院那有夜間留院嗎？其實這是松德院區對精神障礙朋友進行的醫療照護，日間留院顧名思義是日間照護，夜晚便各自回家與家人互動。市立療養院日間留院成立於創院數年後，在民國七十九年這年決定重塑運作模式。

在台灣民眾對精神障礙患者普遍存在汙名化，認為精神障礙者就是神經病、精神有問題，賦予危險、骯髒的可怕想像時，市立療養院便與其他少數精神科專業醫院，一同承接了這群不被社會諒解的生病心靈，開啟精神科治療的大門。

日升日落，有精神障礙患者的家庭承受各種磨難，他們帶著痛楚將病人藏起來，私下尋求管道醫治，或是求神問卜、或是密醫密藥，然而

真正有機會走進正規管道治療的精神障礙患者，少之又少。

在報章雜誌對精神障礙者因著不理解而扭曲報導的一則則新聞底下，真正有需要的社會大眾也求助無門。市立療養院架起了這道走向正規治療的橋樑，儘管能走進來的還是少數，但憑藉著醫護人員、病友與病友家屬的努力，這座通向彩虹的橋樑，漸漸地向光明之路延伸而去。

羅督導便是這座承接危險心靈之橋的重要築橋人。羅督導本名羅春嬌，在醫院服務的漫長三十三年歲月裡，她漸漸成為精神科的重要發想推動人。民國七十九年，市立療養院新院長簡錦標留美歸來，對院區裡的精神治療充滿期待，他希望能創造一個更自由、嶄新的治療精神病友天堂，在那裡，病友的人生不再只是拿藥、抑制，更有可能飛翔、展望，向康復之路邁進。

醫療團隊於是想出一項創舉——不如就來開一間咖啡屋吧！讓精神障礙病友走向人群、服務社會大眾。在醫院空間裡將其中一隅撥給病友去勞作，如果病友可以有工作的實作訓練，他們或許可以找回失落的記憶，重新尋回腦中掉落人群的螺絲，重新連結，回到人間。或許，他們有機會康復。而這樣的計畫需要一個新的主持人來帶領，他會是兼職的主管、專職的計畫人員，既有護理背景又對這計畫深感熱忱。

美川接下了這份工作，也改變了之後無數因為美川而走向復健之路的病友命運。

咖啡店就要開張了，全院醫護人員都非常雀躍，取名為「有何不可」咖啡屋。

為什麼不呢，我們來做做看吧！咖啡屋在物理空間的軸線上，僅僅是市立療養院的一小角，然而在時空長河上，卻是台灣精神醫療病史上的重要一頁。「有何不可」咖啡屋就要上路了，無數迷航心靈走向自我的征戰之路也即將啟程。

美川開始走進市立療養院的大門工作，自由的風在吹動，她是再次進入職場的家庭主婦，一般人會說二度就業，而美川心裡十分明白，終於能有機會重新走向精神障礙者的照護之路，這一進去她將永不放棄。她也許起步得很晚，但往後的人生，美川與精神障礙者的生命之歌，將永恆歡唱下去。

這一次的二度就業，沒有離場的打算，在精神障礙的照護之路上，美川懷抱著熾烈的熱情，迎上心靈的渴望。而她需要處理的第一個難題，是婚姻與工作的兼顧。這一次，她得遊說家族成員來認同她的決定，這並不容易。

四、家庭與工作之間的平衡

回想起來，美川認為自己身體裡有相當保守的一面，雖然受著高等學校教育，心裡卻始終認為結婚後的女子應該要以照顧家庭為本分。這起源於原生家庭母親的盡責溫暖，美川母親總是細心照料一切，將一切家務打點好。儘管家中父母對於美川的學習之路一路支持，但對於女孩子應該要結婚才算有了真正歸屬的信念，也絕不放棄。如今美川走入婚姻，在娘家父母終於感到女兒託付有望時，美川心裡自我掙扎的號角卻開始響起。

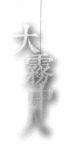

她感到自己一步步走進無法自我追尋的胡同裡，開始為著雞毛蒜皮的小事而感到忿忿不平與氣餒，為了自己苦惱於孩子一句兩句的情緒話語而鬱鬱寡歡。家庭主婦的苦悶往往來自於成就感無人能知，一切對家庭的付出無法成為內心深處那個真實自我真正想揮灑的舞台。

如今打算重回職場的她，意識到自己必須向夫家開始一一掛保證。她許下了承諾，這份工作絕不影響照料丈夫、小孩與公婆起居的種種細節。她對家庭成員保證便當照帶、家務照做、晚餐照煮，只有日間時刻請讓我外出奔馳夢想。

這樣的允諾在現代社會女性看來，未免對家庭過於任重道遠而將自己放於十分微小的地位，然而對於身處傳統年代，想要兼顧家庭與工作而如今欲奔向自己事業的二度就業婦女而言，這卻是石破天驚的勇氣。她有意志力會把一切都做到好，讓婆家、娘家、夫君、孩子都明白，與精神障礙者同在的照護工作是自己心中最深的渴望，為了這份理想，你們的母親可以全力以赴。

美川開始在療養院日間留院與家裡之間來回奔波，從士林到松山路途漫長，然而她卻一天比一天更有精神。

市立療養院在簡院長的帶領下，充滿活潑與動力，精神科治療帶來各種可能，每一種方法都被熱烈的討論。精神科醫護人員組成了固定的讀書會團體，每週固定召開醫療團隊會議，每個人依其專業在讀書會開出書單、討論書，也在團隊會議上討論手上的個案，藉由職能治療師、精神科醫生、藥師、社工、心理師、護理人員等各方專業人員的分享報告，來探尋出更有效、務實的治療方式。在市療的每週定期讀書會與醫療團隊會議裡，醫護人員彼此陪伴與打氣，也在協助個案受挫時，明白自己不是孤立無援，而是有一群專業團隊在一起互相扶持的。

「有何不可」咖啡屋正式上路後，院區裡的精神障礙朋友開始有了工作的可能，他們跟從美川的現場帶領、在一杯杯咖啡的販售底下燃起與人們相處的感情，世界對失去航向的心靈而言是如此陌生，他們還在努力尋找重回世界的鑰匙。他們的眼神、肢體語言都還訴說著無法回到世界的殘酷現實，然而他們的心靈已經開始有了依歸，那是撐持他們一片天空的領航者美川。

而美川這一踏入精神障礙照護領域，就再也沒有回頭路，她一啟程就走了三十多年，當年的國中小孩已經大學畢業成為社會人士了，先生與公婆也一路妥當地照料著，她履行了自己的諾言，每日白天工作，傍晚回家，餘下的時間她接著精障朋友的電話、陪伴他們度過一次次的難關。

有何不可呢？的確。人生充滿了許多可能，一旦找到了內心最深的渴望，再累，心都是微笑的。

市立療養院的咖啡屋是美川精神照護工作的起點，陪伴精障者是永不退休之路。美川和她的精障朋友們還在前進著，一天天的日子也寫下了人與人之間故事的種種緣起……

第二章

迴旋：有何不可，我們上路吧

在機會與命運的大門裡，精神障礙的病友們先被命運歸到了一類，再被關上所有的機會大門。而如今「有何不可」咖啡屋，正努力尋找一張打開機會的紙牌。

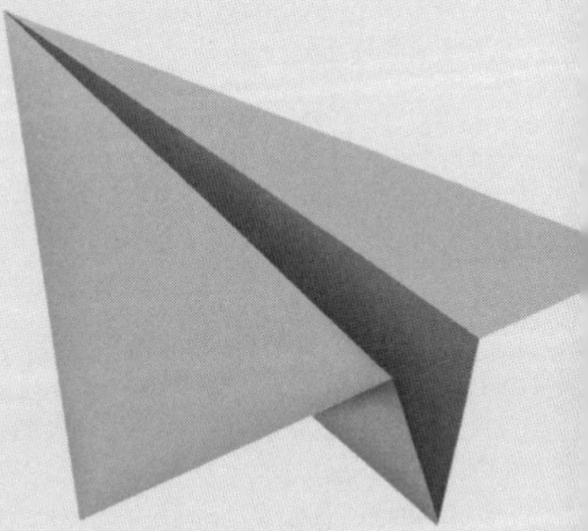

一、門可羅雀：誰來帶我們打開大門？

在市療成立咖啡屋對於精神科的醫護人員都是陌生而嶄新的想像，他們無條件支持這個計畫，美川帶著忐忑而又因接受挑戰而雀躍不已的心，走向她夢寐以求的職場。

她用心參與著咖啡屋的前置作業，如何裝訂櫃台、櫥櫃，布置出一個理想中應該有的咖啡屋樣貌。接著便開始尋找適當的人選來咖啡屋進行工作訓練。醫護人員徵選病友裡病情相對穩定的人來加入工作，挑挑選選討論著，第一批的人選名單終於定下，一切看起來都是這麼順理成章，沒想到第一天上工就開始長路艱難。

當這些倉促上路的病友集合在「有何不可」咖啡屋前時，一切原型通通畢露。病友認真、殷切地想要表現出自己的狀態沒有問題。然而他們過於認真的說話姿態、努力思索模仿出來的「正常」樣子、無法控制自如的音調與聲量，無法講究的「耐人尋味」穿搭，都暴露出他們與正常世界的「正規模樣」有多麼遙遠。

咖啡屋生意非常慘淡，對精神障礙朋友的陌生與想像中的恐懼，包圍了每一位想接近咖啡屋又打退堂鼓的過路訪客，他們或探頭、或欲向前而又最終放棄的遠離了咖啡屋。

有何不可呢？來我們這裡買杯咖啡吧！病友們心裡有種絕望的邀請，而每一個閃躲的眼神、過咖啡屋不入的腳步聲，都成為病友重回社會之路更大的打擊，「我們的確與別人不一樣」，精障病友的內心迴盪著微弱的聲響，既是確認又是拒絕。每一回確認都使他們更拒絕回到社會，咖啡屋要如何才能成為病友回到現實世界的大門呢？

能夠稍稍確認與辨別自身處境的病友還是情況比較好的，更嚴重的精障者其實並不能知道自己身處何時何地。他們或許前一刻還能維持某種程度的交流，下一刻便陷入了自我迷陣，他們無法意識到自己身上的衣著是如此突兀，也無法辨別自己與他人的不同，常人看來簡單明瞭的日常事務，對這群斷了線的病友而言，卻成了相當艱難的苦差事。

對這群病友而言，要能夠好好地呼吸、走路、吃飯，知道現在是上午下午，就已經是一種高難度的挑戰。

病友們很需要鼓勵與陪伴，然而這卻是最昂貴而遙不可及的要求，他們如果是可愛的小孩、頑皮的老人，將擁有許多機會成為被社會大眾接納而願意無條件付出愛心的一群。然而他們是民國六、七〇年代的精神障礙者，這群人被許多民眾認為應該是住在瘋人院的一群，如今要重新回到社會，步步艱難。

在機會與命運的大門裡，精神障礙的病友們先被命運歸到了一類，再被關上所有的機會大門。而如今「有何不可」咖啡屋，努力尋找一張打開機會的紙牌，美川說什麼也不願放棄。她拿起了點名表，開始一一唱名每一位準備上工的「工作同仁」。

二、鐘錶、紀律，走向時間的刻度

面對這群倉促成行的「雜牌軍」，美川心裡有無限疼愛，然而身為現實生活中的指導，她不能將愛心完全流露臉上。如果她不能成為一位生活的指導者讓這些精障病友學習如何回到生活，這些病友回去後無論在家還是在社會上便很可能會面臨更無情的嫌惡、丟棄，這絕對是美川最不願意看到的。大悲無情，她成為一位嚴格的訓練師。

首先，她得教病友「時間」。失去現實感的徵兆是無法辨別時間，這些病友們有的因為長期吃重藥而腦袋陷入混沌，有的在急性病房進進出出好多年，對他們而言，日升日落沒有多大的差別，人生沒有更多的想望，迷霧裡的孩子，手上並沒有太多籌碼。然而來到「有何不可」，就代表他們必須努力走回現實，現實的路是有時間刻度的，如同生命有數算、日有晝夜，咖啡屋也有開門關門、日子也得上班下班，美川要帶他們回到現實的軌跡裡，病友們首先必須學會時間的刻度。

時間可以拿來做什麼用呢？當生命失去意義的時候，數十年如一日，病房內的人生、吃藥吃到昏腦的人生，時間感是一樣奢侈品，如同鑽石、珠寶一般成為階級代表，失去時間感的病友是失去徽章的化外之人，很難與現實世界溝通。於是他們的話語失去語序、他們的思考失去排列，他們對現實時間的感受也陷入紊亂。

「守時」就是進入時間秩序的入場券。每位病友都要會看時鐘，學會將時間放在心上。美川在咖啡屋等著，日復一日地等待著，等著每一位她的員工或準時、或遲到的來上工，她有著天荒地老也絕不放棄的決心，讓這些離群索居的孩子心裡有了一份牽絆——「不能不來，因為翁老師會等，被責罵也會來，因為翁老師的責罵有對我們的期許，我們還是被期待的人！」

病友們有了自己的點名表，重新辨識出名字的意義，他們有了責任感與歸屬感，一份小小的工作，讓他們喚回了生命的時間表。他們正在努力找回蒲島太郎的盒子，在自己尚未老死前，努力成為回到社會的人。

時間感，成為他們回到社會的第一把鑰匙。病友們回到現實時空之路，還在前行著……

三、世界從渾沌中生成：一起前進，好嗎？

步履。一個人走路的步履說明了太多事，說明著此人的精力、思考，嶄露著此人與世界的關連。他或許走路輕快、或許垂頭喪氣，又或者走路的人根本沒有意識到走路的步履，他只是將自己的身體壓在步履上，如同日常生活拖磨著自己的意志般地，麻木地走著。然而美川不同，她是一個走路穩健的人。

她走路既不特別輕快、悠揚，也不特別拖泥帶水，她只是一步一步穩穩地走著，你可以感覺到她走路時從腳跟到腳底尖都結結實實地踩著，穩健而堅定，如同她接下來要進行的每一項工作一樣，她既不催促也絕不放棄希望，用最大的耐心等待每一個迷途宇宙的甦醒。她開始注意起「員工」的衛生與整潔。

這些新進「員工」報到，一個個的穿著打扮都非常離譜。那麼美麗、青春的女生，卻一個個穿著二、三十年前的阿嬤衣服來報到。對於這些受到精神症狀折磨而來來回回遊走正常與幻境邊緣的病友來說，應付生命本身已經花費他們十足的力氣了，衣著打扮實在是件無暇顧及的高級任務。

美川不動聲色地看著眼前這群朋友，開始帶領他們進入工作職場，從注意時間開始，一步步進展到手作勞動、準備食物。衣著的事慢慢來，她得先帶他們進入勞動的社會，由手感找回與現實連結的基礎。

她開始帶著病友員工們煮咖啡，在咖啡的香氣中一步步帶著病友品嘗生活片刻的美好。眼、耳、鼻、舌、身，曾經有好一陣子離病友自身非常遙遠模糊的五感、意識，慢慢又回到他們身上。這段日子非常漫長、反反覆覆，精神疾病與其他病症不同的地方在於，沒有什麼叫一定好轉、肯定有效！病情是來來去去的螺旋梯，上上下下到不了岸，你以為他快要好了，下一秒卻可能立刻墜入更艱難的洞穴，又回到了意識模糊的深淵。沒有終身陪伴的意志，做不好精神障礙者病友的枴杖。

剛開始帶著病友工作時，美川懷抱著滿腔熱血，尤其如果轉介來的幾位病友看來充滿復原希望，美川便點滴記錄、一旁觀察，希望自己能夠貢獻上一點心力。然而這樣的關注卻也帶給病友同樣的壓力，好不了就是好不了，一切急不得，有時過分的關切反而增加疾病者的心理負擔，好了一陣子就又忽然開始每況愈下了。美川的心也在上上下下中承受著悲喜交加，當聽聞哪位病友好好的，一夜之間又不好了，她便會傷心得飯也吃不下、覺也睡不好。她開始意識到自己的投入已經失去了拿捏的界線，這樣下去還沒有幫助到病友，自己就要先投降了。

夜闌人靜，她不禁心想，這份照護之路要長長久久做下去，絕對不能打退堂鼓，如果要擁有堅強的意志，就必須學會不失望。於是美川生出了更大的決心：她不再關注病友有沒有進步，有也好沒有也好，日子就是一天天過下去，如果變好很好，不好也接受，這些都是生命的樣子。

然後她漸漸發現，其實只要有恆心和耐心，陪伴之路走下去，即使短程看來起起伏伏，長程都是會變好的。生命有它自己的節奏，該做的是盡自己的力量，然後將一切交給等待。

四、重生：購物、手作，咖啡屋裡的光彩

購物，是重回社會的重要活動。美川開始和輔導員秀美帶著病友員工一同去採買。

隨著病友對咖啡沖泡的認真，越來越多來自顧客的笑顏與肯定，加深了美川探尋更多復原之路的可能。她決定讓病友們有更多生活訓練。

咖啡屋的販售品項，從咖啡拓展到餐點，為了讓病友們能夠學會自己煮飯，美川堅持不用調理包，而要病友們學會如何自己煮食咖哩雞飯和義大利肉醬麵。從切洋蔥、紅蘿蔔、馬鈴薯，到下咖哩塊、熬燉咖哩，每一個步驟她都仔細帶著病友們一同烹煮，她想著如果能夠讓這些精障朋友透過工作學到煮飯的技能，甚至可以從中感受一點樂趣與成就

感，那將會對他們的生活產生實際的幫助。

還記得頭幾次帶病友上賣場時，病友緊張、店員緊張，擦身而過顧客們的緊張也不遑多讓，美川提著膽大的心，應變種種可能的情況。儘管這群人最想做的就是讓自己看起來正常有禮，然而他們的出現卻往往使情況捉襟見肘，他們是如此顯眼，在現實世界中顯得突兀、不合理。

這世界還學不會如何全心全意地善待他們，有時刀劍般的眼光與言語，會無情地刺向病友，但是團體的陪伴與美川的溫暖，卻使迷途的心靈不再如此徬徨無措。

我們只是還需要時間復原，如果我們的行為舉止有一點點露餡，沒關係，那是正常的，但我們已經可以開始不怕和人互動了。陽光也許有點刺眼，但是習慣了以後，心就會溫暖起來。

隨著病友們一天天有了工作收入，也開始有了與人群互動、到賣場購物的機會，他們終於漸漸有了更像樣的衣著。

這群努力的精神障礙朋友們，開始購買新衣服、知道要打扮。他們的儀容越來越整潔、明亮，如同他們臉上漸漸甦醒的微笑，世界對他們不再是無感的物體，而成為有意義的存在，終於，他們開始一點一滴地辨識出自己的處境、位子。

儘管有時候心還是會膽怯、會後退，但是再怎麼退，都還有個翁老師在最後面接住他們。

翁老師，病友們是這樣稱呼美川的，而在病友心中，美川的存在遠比「老師」的字面意義還要更深遠。

翁老師，是一位當他們由人世跌落時，接得住他們的人。

五、對話之窗：直接、明確，不閃躲病情

信任成為良藥。透過咖啡屋的工作訓練與日常關懷，美川與病友間的信任，也一天天鞏固下來。

她秉持清楚、直接的原則，與病友進行明確、不拐彎抹角的對話。

「病識感」是她與病友溝通的重要默契。

她總是這樣告訴病友：我們都不要害怕面對我們有病這件事，這不是可怕的疾病，這是一種慢性病，只要遵守醫生的診斷，好好吃藥，就可以漸漸回復健康。吃藥不舒服就跟醫生反應，病情如果好轉，在醫生的專業下就可以慢慢減藥，但是絕對不可以在不經過諮詢醫生的情況下斷然停藥。

精神治療領域存在許多論辯，吃藥是否是最佳的治療方式，或許心理諮商領域的心理師會有另一番看法。

然而對於深受幻聽、妄想等幻覺所苦，甚至出現種種幻視病情的病友來說，因為用藥所帶來的污名化眼光而延誤正規管道就醫的個案比比皆是。在發病初期因為延誤就醫、沒有適度服藥，往往導致後來更深的腦部損傷與病症發作，也使病情更加難以控制，如何提醒病友一定要好好吃藥，成了美川工作的重要原則。

絕對不迴避討論吃藥，藥很正常，就像高血壓也需要吃藥一樣，如果現在的病情需要用藥控制，就一定要記得按時吃藥。

美川細心聆聽每一位病友生活中大大小小的事，將病友心中難以啟齒的「吃藥」漸漸去汙名化，當病友們可以自在地說著：「我今嘛欲去吃藥了。（台語）」

美川也會非常同理地回答：「好，你緊去吃。（台語）」

愛一個人，就要愛他的全部。愛他的個性、他的病，還有他的病所帶來的種種需要面對的挑戰。

美川常常花很長的時間與病友討論藥與病的關係，在咖啡屋裡，與咖啡、咖哩、服務顧客一樣不能忘記的，就是關懷自己。而那裡頭包含接受自己所有的病，接受治療它需要吃藥這件事，然後明白吃藥並不可恥，長期吃藥也不可怕，如同慢性病一樣，吃了藥可以讓腦維持穩定運作，如此而已。

確認自己生病、接受自己生病的「病識感」，是走向康復非常重要的關鍵。然而這份病識感得來不易，有時甚至是病友家屬都不願意承認自己的親人已經罹患精神疾病了。

這份痛苦與糾纏，成了病友更深的苦難。

六、相濡以沫：生活、周旋，空間裡的依賴

隨著美川、病友與市療醫療體系的支持，咖啡屋漸漸上了軌道，有了更像樣的規模。開始有常客會來光顧，病友開始思考更多的可能。從生活日常、出外就業，到是否有談戀愛結婚的可能，他們的世界漸漸甦醒中，種種人生課題開始進入病友的思考裡。有時也僅僅是日常生活的瑣事。

比方咖啡屋裡有位病友，原先都已能整潔衛生、衣著合宜前來，好一陣子卻開始只穿同樣的衣服，衣服也漸漸不那麼清潔。仔細詢問，才知道是病友家裡起了小小的火災，火沒有燒到房間，煙卻薰了滿屋，掛在開放式衣櫥的衣服也遭殃。病友看著滿櫃的衣服，有的已經完全薰黑了、有的黑了一半，不知道怎麼處理，乾脆放著，只好反覆穿著當時身上的衣服來上班。美川知道了情況，和秀美一起陪病友一件件整理、篩選，將能穿與不能穿的衣服做了區分，解決了病友的問題。平常人看來簡單的決定，對於精神障礙的朋友們，卻陷入選擇困難的境地。

也有病友無意間說起，夜裡總是自己窩在客廳沙發上，等到全家最後的燈都關上了，才衝到房間蓋上棉被睡覺。原來是病友自己房間的燈壞了，他因為不知道怎麼處理，索性每晚都待在有光線的地方，等到家裡最後的燈都暗了才回房。燈壞了一般人都知道要請水電來修，然而對於病友來說，有時這樣簡單的思路連結，卻是天南地北找不到方向。

他們只能靜靜地待在情緒裡，甚至連求援都沒想到，只能困在一方城池。

美川陪著病友理清頭緒，請他打電話找水電工幫忙把燈修好，如同在咖啡屋裡她所陪伴的每一位病友一樣，她陪著病友想辦法，一起分工解決、度過生活上的難題。

病友在家中的處境有時是很艱難的，有時就連病友的家屬也需要關懷，他們不一定都能察覺病友心中正經歷的波瀾。而美川想跟病友溝通的是，工作會帶來收入，所賺的金錢是有意義的，它可以運用到生活中，解決許多問題。

「沒有什麼度不過的難題是應該被恥笑的，每個人都有每個人的困難，我們只是生病而已。」美川以這樣的態度陪病友度過一個個難關。

有時病友也會陷入自信心的掙扎，生病久了，對於自己的能力也長出懷疑，不信任自己可以做到多好，在咖啡屋裡工時的討價還價成了美川與病友的數學問題。

「一個星期再多做一個小時好嗎？」

「可是我已經做了兩個小時。」

「你可以的，要不要試試看？」美川和病情上已經有顯著進步的病友，討論他們是不是願意再多增加一點工時。當病友接受了挑戰，也克服過難關後，他們的自信通常得到很大的成長，病情也因而有了更大的好轉。

有時候這樣的路也是迂迴的。病友們在咖啡屋做一做，有些勇敢的病友甚至也願意到外面的工作環境去嘗試看看，然而過程中不如意多有，求職應徵時怕一開始就被辭退，不敢吐露自己有精神疾病的症狀，吃藥也得偷偷吃，在隱瞞病情的壓力下，工作起來更怕被人看出端倪。往往是雇主尚未辭退病友，病友已經在排山倒海的心理壓力下先行離去了。

他們帶著受傷的心回到咖啡屋，美川依舊不動如山陪伴病友。生病要吃藥是正常的，我們生了這個病也可以好好地生活下去，日子是一重重山的挑戰，就像人每天都要吃飯、喝水一樣，遇到山般的挑戰，我們就慢慢爬過去。

咖啡屋的病友員工來來去去，有的好了出去，有的又不好了進來。把無常的日子過得如常，就是美川最大的應變。

在咖啡屋裡，沒有什麼不能說的祕密，我們是一同工作與面對人生的夥伴。

咖啡屋裡的相濡以沫，日復一日成為病友們心裡強大的支持力量。

七、永續的咖啡屋精神：請給我們更多的勇氣，我們會一起努力下去

在咖啡屋的日子裡，美川帶領著一波又一波來來去去的病友進行奮鬥。

生活可以是開展出來的繁花盛景，有時也可能萎頓成只剩下一朵凋零的花。

在病友的病情起伏間，美川將自己所能奉獻出來的最大力量，投注在精神障礙者的照護之路上。她在工作與家庭之間求取平衡，將時間開始切割成一段一段的工作，提醒自己要清醒、有效率地善用時間。

還記得剛開始到市立療養院上班，再趕回家做飯的奔波，受日式教育的先生充滿疑惑地試探著：「做得這麼辛苦，不然不要做了吧！」美川堅定地告訴先生：「雖然我這樣做很累，但是我的心卻是開心的。」

先生對美川的決心刮目相看，家人也漸漸由不看好轉而支持，而美川與孩子的關係，因為自己的心境變得更開闊、不再過度關注孩子雞毛蒜皮的小事，親子關係也變得更好。

這些開展出來的新局面，都使美川得以無止境地繼續在咖啡屋照護下去。

儘管病友時好時壞的心情，有時也使人感到沮喪，尤其一些宛若家人的精神障礙朋友一旦陷入精神的混沌，美川的傷心不在話下。

為了能夠將病友的身影記下，也為了使自己能有更多的自省與持續工作的力量，她開始記錄工作的點點滴滴。

她用空白Ａ４紙一張張手寫寫下、集結成一本本鉅細靡遺的工作日記。日記裡傾訴了她的愛與最終信仰。

美川與病友的齊心努力，使這項精障者咖啡屋創舉得到實現，咖啡屋成功的經驗也使其他療養院願意看齊，陸續開設起咖啡屋。而咖啡屋的現實仍然充滿艱難。

美川在工作日記裡記載著病友時而奮鬥時而挫折的心路歷程，比方民國九十二年夏天的一則記錄裡便寫著：「剛開完病友會後就出狀況了，小林的情況一直沒有好轉，仍然我行我素，常會到廁所或閣樓待一陣子，或者躲在一旁寫字，寫些與颱風有關的事，包括氣流……等等，字很草，看不太出來寫什麼。大樹週四因為心情不好被說了幾句，事情丟著就憤而離開了。週五大樹哥哥帶他到市療找郭醫生，打了一劑，且藥量增加了一些，打完就帶回家休息了。大樹對哥哥很堅持地表示，他不再回工作場了。」

病友的病情使美川懸念在心，這些無法穩定的工作狀態，使美川更加擔心病友有可能走出咖啡屋，回到真正的職場嗎？

她思索著每位病友的處境，希望能為病友開出一條安生之路，病友會老去，他們的家人更是會比他們先老去。要如何讓病友能夠有一技之長、活得有尊嚴、有目標，是美川念茲在茲的心願。

咖啡屋輝煌的日子已然開啟，十年之間，美川在「有何不可」咖啡屋裡，帶領著大大小小症狀不同的精神障礙朋友們，走向工作復健之路。直至今日「有何不可」咖啡屋仍然在市立療養院（即現在的聯合醫院松德院區）閃亮著招牌，成為許多病友奮鬥的場域。

而美川決心在離開咖啡屋後，繼續帶領下一階段的精神障礙朋友們，走向更多的可能。

這一站他們要走出醫院，實現可以安身立命的現實人生。而這會是更嚴峻的任務，與更艱難的工作訓練！

這一次主婦聯盟生活消費合作社，將為精神障礙朋友們打開大門！

第三章

成長：走入正式工作場

從「有何不可」咖啡屋、「士林好所在」工作站、「生活者工作坊」，到「智立勞動合作社」，精障病友的工作訓練也持續不斷地進行著。只要美川在哪裡，那裡便是永遠的工作訓練場。在這場沒有退場機制的球賽中，陪伴者不問輸贏，只想陪球員繼續把球練下去。

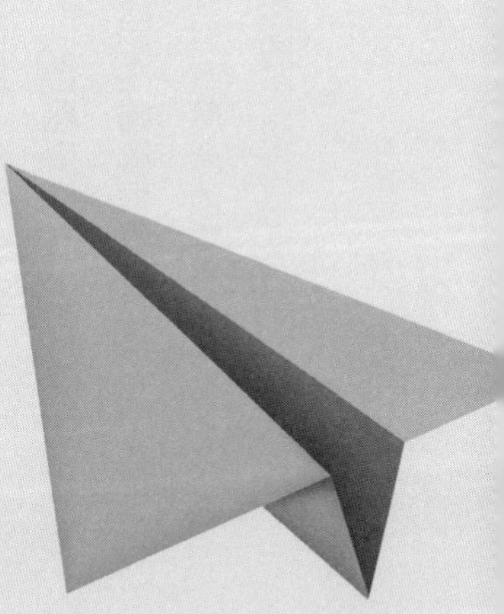

一、主婦們的奮鬥

日子忙碌又緊湊，美川開始進入「有何不可」咖啡屋工作。咖啡屋裡蒸騰熱鬧，朝氣的新生活正在冉冉上升。咖啡屋外，一群注重環保、關懷土地的主婦們，正發起新一波運動──「共同購買」。這群主婦為了能找尋更自然、更環保的方式開始向在地小農第一手收購農穫，透過小農將健康食材送至各社區的班長家中，再由社區裡的主婦班員到班長家拿取共同購買的食材。

在共同購買理念底下，小農生計同樣也是主婦們的關心焦點。遇到天災風雨，農產品賣相不好、災情嚴重的時候，更要以合理價格向小農收購。主婦班成員由最早組成的綠主張有限公司一路到主婦聯盟消費合作社，念茲在茲的始終是人權與土地關懷。這裡頭不但有農產消費者的權益，也有農產生產者的權益，並且還有土地、大自然的永續經營。

在九〇年代台灣經濟起飛、資本主義、價格導向盛行的寶島上，主婦聯盟的這群環保主婦尖兵無疑是環保站上的扛霸子，她們是婦權運動裡非常特殊的一支隊伍。不同於文化精英的婦女新知雜誌社成員，從文化法條著手婦權運動，這群主婦由草根著手，自動自發興起了一股愛土地、捍衛消費者與生產者人權的行動革命，她們多是傳統家庭裡的家庭主婦，全職主婦所在多有。然而在傳統的軌道裡，她們又有著反骨的革命魂，走出廚房外的世界，要用購買食材為世界盡一份心力。

從民國八〇年的綠主張有限公司、理貨勞動合作社，一路至二十一世紀的今日，主婦聯盟生活消費合作社，在全台各地的「好所在」（取貨站）裡持續推廣合作社理念，招募同樣支持環保理念的社員，持續貫徹「共同購買改變世界」的決心。

美川在妹妹翁秀綾的介紹下，也加入了共同購買行列，成為主婦聯盟合作社發展初期的重要成員。也就在共同購買事務與咖啡屋的往返中，她漸漸勾勒出腦中的一張藍圖：「有沒有可能，讓『有何不可』咖啡屋受訓練的成員，最終也能進入正式工作場域，能不能為他們開啟進入社會職場世界的大門？」

心頭的疑問像泡泡一樣在美川的心中蒸騰，她將一週日子分配給共同購買相關組織、市療「有何不可」咖啡屋，同時固定分配時間上士林教會做團契活動。

如今，她腦中藍圖如同蜘蛛網一樣地在做工著，有沒有可能讓這些場域彼此支援，為精神障礙朋友開啟完善的康健之路？

時間不停地向前走，美川這一條摸索與嘗試之路，一走又走了十年。

二、邁向正式工作場的修煉：前進、後退、原地踏步，重新再來！

甦醒的世界：工作訓練場的進展

帶領「有何不可」咖啡屋的經驗，使美川感受到精神障礙者復原的無窮潛力，即使是長期進出急性病房的精障者，只要有耐心與信心，用關懷與愛去陪伴，都有可能漸漸康復，這些精障朋友點點滴滴的進步都更加強了美川的意志力，燃起要繼續在照護精障者這塊領域努力下去的決心。

「有何不可」咖啡屋設立的初衷，就是提供這些精障病友病情復健的可能，如今伴隨工作場的訓練漸漸有了成效，美川開始思考將這些精障病友帶去更社會化的工作領域的可能。

她觀察這些病友的病情，將咖啡屋當成工作訓練場的第一站，透過醫院的保護網，咖啡屋的環境相對單純、安全，沒有太多突發狀況與不可控制的人事物。

然而現實人生裡，重重的阻礙與困難才是常態，美川在得到主婦聯盟共同購買成員們的全力支持下，開始試著將一些狀況更好的「病友員工」帶向更社會化的合作社工作場域。

在嶄新的合作社場域裡，病友兼職人員要面對的是更複雜的作業，無論是乾貨區的理貨、包裝作業，或是蔬果區的秤重、撿菜、運送流程，都考驗著病友的應變能力，更無法預測的還有共同工作的主婦同事們。

即使是懷抱著善意，這些在合作社共同工作的主婦們，都可能因為不知道如何與精障朋友相處而誤傷了病友，更何況中間還有一些是帶著生活中的傷痛與情緒來工作的媽媽，那就更顧及不了病友的狀況了。

對病友的誤解使溝通雪上加霜，當病友無故請假時，不了解病情的人第一個反應便是，病友長期生病好吃懶做慣了。將精神上的不能歸因於心理上的不願，是一般大眾對精障病友的錯誤想像。

天氣很容易使病友萎靡不振，但是因為天氣而導致無法工作這樣的理由，應該是正常人的腦袋裡非常難以接受的狀況。

誤解產生更大的摩擦，美川將病友安排到各北區合作社倉儲去工作的同時，她也開始接到病友求救的電話。

當病友工作遇到瓶頸、工作中的媽媽們對病友因為不了解而出口傷人時，美川選擇陪伴而不主動介入處理。

她認為幫病友釣魚，不如給他一個釣竿，在病友受到困挫時，年歲漸長的美川也漸漸明白了忍耐的道理，即便不忍心也要忍耐，讓病友自己去碰撞，然後維持著一條無形的線讓病友若遇到困難時，知道可以回來求助。

她在工作日記裡寫下：「看到這些病友努力在社會上工作，為了想爭取到工作機會，也受盡痛苦、壓力，人際互動也加深了他們的病情。欣慰的是，他們會求救，眼淚擦擦重新站起來、去面對每天不同的挑戰。」

美川與病友這條無形的線，由工作場一直來到人生的各種處境，陪伴不分選項，而美川的陪伴沒有時刻表，只有無限的耐心與等待。

令人安慰的是，透過相處，主婦聯盟合作社的媽媽們與工作同事，也都漸漸了解了精障病友的善良與認真，願意給予更多的理解，以扶持、認知病情的友善關懷為他們打氣，工作場由負面轉向正面的種種變化，也成為病友工作史裡一頁嶄新的經驗。

對病友而言，工作的經驗並不總是美好，然而轉角時的美好瞬間，也偶有突然降臨，只要人還在工作訓練場上，一切就有進展的希望。

懸崖之際：職涯規畫與人生期待之海

當沉睡的心靈漸漸甦醒，精障朋友有了更多對自己生命的期許。他們之中有的人思索著自己有沒有談戀愛的資格，有的人更是已經墜入情網，悄悄談起戀愛來了。其中也或有兩位都是精障者而互相吸引談起戀愛的。對於精障者能不能夠談戀愛，這是人權的課題也是現實的議題，沒有正解，只有問題來時該怎麼辦。

談戀愛的各種狀況，很多時候加深了病友的病情，也有因為談戀愛而彼此都變得更好的，這是愛與關懷的力量。而戀愛之後應該如何自處，是更深的課題。

時常可見的是，病友並不願意讓對方知道自己生病。往好處想這是病友的病情可以透過吃藥獲得穩定控制，而能不被非病友發現的原因。然而另一方面想，病友在心愛的人面前隱瞞病情，心理的壓力之大，往

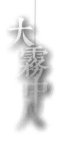

往成為壓死駱駝的最後一根稻草。

病友內心對愛情的戀慕與害怕失去的心境掙扎往往如鐘擺擺盪，無法停止纏繞其中的徬徨。

伴隨工作而來的五感清醒，病友對於外面世界的工作場域也有了更多的嚮往與憂愁，有的人擔心自己的英文能力不好、青春期就發病學歷不高；有的擔心過渡期的中間工作訓練場薪資不夠高，無法供應長久的生活。

遇到這種時候，美川便會花上好一段時間與病友好好溝通，工作不只是工作本身而已，它代表的是一種全方位的心智訓練，病友因為腦的緣故，精神上容易受到困頓，循序漸進的工作訓練是非常必要的，在無法進入正式的工作職場之前，接受實習訓練期的工作薪水是邁向未來的必要階段。

然而這些種種用心良苦，仍然伴隨著病人不穩定的病識感而起起伏伏，有很多時候也是家人的無法理解，家族的父母與親友認為精障病友既然已經穩定下來，自然可以找到更好的工作與薪水，他們並不明白工作也是一種復健，需要慢慢訓練。

在錯誤評估情勢的情況下，家人和病友都相信離開能更海闊天空。然而不幸的可能是，病友因為沒有受到足夠的工作訓練，在意志力與耐力都尚未建立起來的時候，便到了外面的工作場域，不但壓力倍增，更可能在漸漸失去的病識感中，貿然斷藥，一旦發病後，便是更深的病症，需要吃上更重的藥，損傷的腦部要恢復就更遙遙無期了。

這樣的結果，美川看在眼裡，也只能任由其來來去去。很多時候病友有他的人生要過，這時美川就會告訴自己，只要那條無形的線還在，就還有希望。

在一個人絕望的時刻，只要有那麼一條無形的線讓他找得到上岸的路，他就不致溺斃。

在人生期待之海中飄泊的病友，屢戰屢敗，有時也越挫越勇，在不斷轉介的工作過程中，也偶有傳來捷報……

找到生命的意義

隨著時日增長，美川的工作日誌裡開始出現在不同地方工作的病友，透過定期的病友聯誼會，她得以和這些培養出來的精障病友進行交流、了解他們的工作狀況。

在美川的日誌中，她耐心記下每一位病友的工作內容與心靈樣貌。日誌記錄著：「小五：她的工作很固定——剔單以及蔬果的配菜、門市。仁風：清潔工作、廚房整理，乾貨、冷凍的處理。阿王：生產班的洗瓶工作以及幫忙。」

這些固定而規律的工作，維繫住病友與現實世界的關聯，透過手動勞作與進入社會時間的刻度裡，每一樣規律而完整的工作事項，都成為他們復健的良藥。

工作的安排也需要巧智，有相當多的病友們都會有選擇困難的情況，這時候明確有效的工作指令，就勝過開放式的工作選項。比方每個袋子裝兩大把等重青菜，就不如換份工作準備好一個秤，告訴他們每個袋子裝五百公克紅豆要來得簡單穩當。

在環保家事皂的工作中，她給予病友規律的家事皂製作流程，一道道環節清楚的工作流程，成為病友復健與恢復自信的來源，病友經由工作訓練，也提升了專注度與掌握當下的能力。

當思緒可以一點一滴集中在眼前的攪拌棒時，內心也漸漸澄明了起來，心念不再天馬行空無法落地，持續專注的意志也帶領他們將生活一點一滴過得清楚起來。

這些不同工作場的工作分配，使不同階段的工作病友有了更多康復可能。美川努力分配精障者的工作內容與薪水，她希望他們得到能鼓勵邁向康復之路的酬勞，更多時候她行著義工性質，也苦於無法尋找更多財源，而在現實與理想衝突的時候，她選擇咬緊牙關走向理想。

比方曾經有一段時間，美川與台北市勞工局合作，勞工局核准美川的精障病友工作訓練申請案，准予核發病友的工作津貼。

然而真正實行起來，美川卻發現政府想像中的精障病友狀況和實際狀況有相當大的落差。勞工局希望的是輔導一批精障朋友讓他們得以上軌道就業，「成功」以後便換另一批病友，輔導他們就業上軌道。然而精障朋友的真實景況卻並非如此。

精神障礙不比一般的生病，它起起伏伏的情況多有所聞，即使今日「輔導成功」，也難保明日「輔導成功」的這一群人會不會再次變成「輔導失敗」。

無常時時在考驗病友的康復能力，對於非常需要持續追蹤病情的精障病友而言，兩年、三年的輔導後便結案換下一批，如同中途丟包，造成更大的風險，這是美川所不願意見到的。

幾番來回，她決定放棄與政府的補助案合作，自尋財源。這意味著更大的自由度與艱難，然而，美川在信仰的陪伴與意志力的堅持下，逐步突破了難關。

她不但帶著病友由「有何不可」來到了中間訓練場的「士林好所在」等工作站，也漸漸將更穩定的病友帶向了工作場域更廣、品項更多、事物更龐雜的正式工作場——主婦聯盟生活消費合作社三重北社總倉。

在初期工作場域還未能核發正式工作薪水之前，美川用勞動合作社的盈餘以及勞工局核發病友的工作津貼，支撐著精障朋友兼職員工的薪資。當有些主婦媽媽們愁思兼職精障朋友將會影響她們的工作收入時，美川以精障朋友們的薪水由她負責、專款專用的方式，使同樣工作的主婦媽媽們安心。

「有何不可」咖啡屋的十年，美川同時帶領著教會團契裡「孫媽媽工作室」康復之家轉介來的、中興醫院轉介來的精障病友們，進入不同工作場的復健訓練，她內心不滅的理想是：「把精障朋友回歸到社區、社會工作。」

二〇〇三年，她正式離開「有何不可」咖啡屋，繼續邁向下一個階段的精障照護任務。

她所照護過的精障朋友來來去去，不滅的是彼此之間互信互愛的真情。病友上了正式的工作跑道，仍然與美川保持通行無阻的聯繫管道。時光荏苒，而美川獨特的精障者工作訓練場經驗，始終在歲月長河裡閃耀著智慧者的光芒，那裡有美川心中的上帝之愛，還有精障病友一身的病痛、眼淚、堅強與戰勝病魔的榮光。

三、永遠的工作訓練場：緊密相守的工作之錬

環環相扣的支持體系

多年的工作心得下來，美川心中有一個理想的精神障礙者關懷體系，分別是：「專業人員、病友團體、病友家屬、工作場人員」。

在美川心中，病友在醫院的就診與在康復之家的療養與復健療程，都還不是他們最終歸宿所在。美川希望的是他們能獨立自主、回饋社會，成為社會裡的一名奉獻者，使父母老有所安、心裡安慰，讓父母能知道自己離世之際，孩子是可以獨立養活自己的。

在這樣的最終目標下，精神障礙朋友需要有一個穩定的支持體系。

在這張圖表上，專業人員、病友團體、病友家屬與工作場人員的關

係，環環相扣，才能發揮最大的效用，這中間每個環節都非常重要，維繫著病友生存下去的信念。

為了確保關懷體系的穩固，美川首先要求每一位來到工作訓練場的「病友員工」都能夠維持定期就診的醫療步驟，醫生規定要吃藥就必須記得吃藥，時間到了要記得向工作場請假回醫院就診。

接著，美川要確定當他們在工作場工作的時候，會有專業人員協助他們面對工作時的各種狀況。

比方工作單位的輔導員、勞動合作社裡的美川、康復之家裡的專業人員等，而這些專業人員彼此也能互通有無，協助個案的了解，並且成為彼此的支撐臂膀。

正如同獨立在勞動合作社訓練病友的美川，同時也有著中興醫院體系裡的蔡醫生、市療的羅督導，以及輔導員秀美、小艾等人彼此的支持。

透過不同醫療系統轉介來的病友，其病歷與病症說明也能在專業人員之間清楚表明，比方「孫媽媽工作室」康復之家轉介到「士林好所在」的病友，輔導員能夠完整無礙地與「士林好所在」的美川進行說明，病友的症狀可以成為完整的病歷表，而不是中斷、片面的資訊。

如此一來，不但可以對病友有更完整的醫療協助判斷，對專業人員彼此之間也有了更多可以互相幫助的管道，減輕專業人員的心理負擔，達到更有效的責任分工支配。

病友團體與病友家屬也是不可或缺的支持系統。

為此，美川定期召開「病友聯誼會」，病友聯誼會的成員來自不同的工作訓練場，然而透過定期的討論與坦誠困難，將他們內心的苦楚與挫折化為前進的動力，彼此打氣勉勵，日積月累也成了病友間彼此的心靈加油站。

在痛苦的精神折磨中，過度樂觀並非讓病友康復的良藥，不離不棄的傾聽、貼近病友精神狀況的理解，才是真正打開他們內心困惑的鑰匙。

聯誼會中也邀請病友家屬一起參加，病友家屬的配合情形可遇不可求，然而透過持續的溝通，家屬也有機會漸漸敞開心門。病友媽媽們為了回饋，紛紛帶來米粉、魚以及番茄雞肉湯讓病友們一同享用，家屬的投入使聯誼會充滿更多溫度。事實上唯有家屬理解、支持病友的病情狀況，也才能使病友獲得更多的支持資源，艱難中找到更多安生的力量。

工作場中共同工作人員的態度，也相當重要。雖然工作場人員不是醫療體系的專業人士，但是理解、包容與關懷，始終是陪伴精神障礙者的王道。

許多時候，誤解造就更大的困難，受訓練不代表受辱罵；訓練病友，也不代表把他們當成出氣包。

工作場人員猶如小型社會，即便是主婦聯盟的主婦們，都已經是難得之選，抱持著關愛地球、人權關懷理念而來相聚的夥伴了，與病友們都尚且有因不了解而造成的溝通上摩擦，更何況是到了外面花花世界工作的病友們，不到一、兩個月就鎩羽而歸的工作病友所在多有，這時候其他支持體系的成員就要介入關懷，保持敏感度與關愛，避免病友陷入絕望與斷然用藥的茫然中。

循序漸進的工作訓練場之路

二〇〇三年八月十九日的一則個案記錄：「昨天與阿振談過，他意志頗堅，要辭去目前的工作，他相信有能力找到不錯的工作，因為目前的薪水太低且還得辦殘障手冊，他不想終身與『殘障』共生，他要跳脫。」

美川也在這則個案記錄裡寫下了內心的挫敗與擔憂：「這其實與阿

振目前交了女友，也論及婚嫁有關。他一直無法釋懷，至今仍沒有向女朋友表示他生病的事。看情形，我們是無法留住他，只覺得很可惜，他的一生眼睜睜地看它往下沉，我們一點助力都沒有，不過如果他自己決定，家中也無能為力時，我們更不可能幫助，就讓自己去面對挑戰了。我們擔心他會一蹶不振，慘遭再生病、住院的命運，但如果需要這樣他才能醒來，或甚至是無法恢復我們也無能為力，只有把它交給上帝了。」

儘管憂愁，專業人員有時也只能等待。

精神障礙朋友有時很難真正評估自己的狀況，然而與他們溝通、讓他們做出自己想要的決定，也是尊重病友、使他們感到好好被對待的重要環節，因此許多時候，竭盡所能地溝通是一步，走到山窮水盡也無法使病友明白時，懷著信任而放手讓他去闖也是一條路，這中間不放棄希望的等待，成為病友絕望時最後的救生圈，人與人之間微妙的愛與關

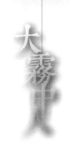

懷，往往並非言語，而來自全心全意地相信。也就在不斷地摸索中，美川明白一條邁向最後正式工作場中，必須建立起的有效途徑會是：「醫院、康復之家——中途工作訓練場——正式工作場」。

專業的精神科醫生可以轉介進入工作訓練的病友，如果在中途工作訓練場有了退步狀況，可以退回康復之家或正規醫院診療，如果有了長足進步，恢復融入社會的功能，也可以向前跨一步來到正式工作場，重回真實社會。

美川一點一滴記錄下這套工作訓練的流程，以及她的希望與判斷，她總是面帶微笑，像太陽一樣溫暖。

一般人所以為精神障礙者充滿負面能量，陪伴照護的專業人員心情一定會受到影響的現象，並不存在美川身上。相反地，她透過這份工作展現出更大的堅定與愛。

她在工作日誌寫下：「只要我們願意接納他們願意陪伴他們，他們都會是社會上有用的人。願上帝用我創造更多的機會，讓精障朋友能夠很平順地走入社會，由被照顧轉為照顧者，請上帝給我更多智慧與機會感動更多有心人士。」

宗教信仰給了美川堅定的力量，而她持之以恆的愛與耐心，則給了來自四面八方、不同原因所造成精神受創的精神障礙者廣闊的力量，那裡頭有不分宗教的療癒泉源，那是人人都渴望被關愛、被期待的心情。

二〇〇九年的一天，美川在工作日誌裡寫下：「與精障朋友相處、陪伴他們已有十六年之久，感謝上帝給我恩賜，對人的關懷有所負擔，讓我學習到與人的關係。所謂『關懷』並不是要替他們做許多事情，剛開始要用多的時間陪伴相處，了解當事人的個性、背景，漸漸地再給予適度幫忙。至於幫忙是在一旁給予他自主性、從旁扶持，讓他自己站起來、自己走出來，我的角色只是陪伴而已。與他們的關係是有一條無形的線維繫著，這就是所謂『關懷』的意義。」

或許，一個人可以在無望的深海裡沉睡不醒；也可以在活絡的支持體系裡，重新綻放笑顏，成為一朵璀璨的花。他有機會睜開他的雙眼，重新回到世界，而那份機會，需要一整個支持體系，眾志成城的關懷系統。

共榮的合作生命體

在美川已然漸漸建立起的工作鍊中，能夠到「士林好所在」工作的病友，已經是透過醫院評估，有病識感，能夠按時吃藥，也在融入社會的功能上有一定程度恢復的病友了。

在這樣的個案裡，美川循序漸進地安排工作，讓病友們練習參與，比方製作家事皂、包裝物品與愛玉、撿貨等。而無論合作社因為事物擴大而擁有多少不同的站名，不變的始終是勞動合作社裡「共同勞作、共同生產」的精神，在主婦聯盟合作社的共榮體系中，扶持、陪伴精神障礙工作者重回社會大門，也是實踐不分階級、互利互惠的人權理念。

透過各式各樣的手作勞動，共同工作者在齊心協力裡將共同評估、挑選過的食材，進行各種有效利用，再次生產成各式天然加工品。

當精障病友進入了生產與消費體系，成為工作場裡共生共榮的一環時，他們也了解到自己生活裡的一切所需，來自眾多他者的努力。病友們重新在斷了線的腦袋裡，連接上一條條帶有溫度的天線，感受五感甦醒與世界運作，走出自己的小宇宙。

那些不知道在何時因為車禍、病痛、遺傳等各種不明原因而走向滅絕的天線，在勞動中重新展開了效能。

重回工作場代表更多的互動，除了單純的手作包裝、製作產品，也來到更艱深的任務，如揀選乾貨、蔬果，辨別菜種等。

四季有榮枯，四時有風景，伴隨工作場的日升日落，一旁一同工作人員的臉龐也慢慢清晰起來。勞動合作社所帶給精神障礙朋友的工作訓練，其意義遠遠大於工作本身，那是一整個世界的延展，從心內走向心外。

我們不知道何時病友內心的窗會被打開，也不知道何時他們的窗會再次因為不知名的風而被關上。然而只要懷抱著希望，堅持等待與合宜的關懷方法，無論多久，窗都有打開的一天，而那一天，微笑的人將不只有病友，還有一起陪伴、走過的支持者，病友的事從來就不是他一個人的事，那是整個社會都可以來幫忙，整個宇宙都為之動容、神聖的事。

二〇〇三年，美川離開了工作崗位十年的「有何不可」咖啡屋，全心將力氣放在「士林好所在」工作站與「生活者工作坊」團體，直至二〇一五年她將士林好所在交由新站長經營，自己則來到山明水秀的地方，再次開闢新站所「智立勞動合作社」，精障病友的工作訓練也持續不斷地進行著。

而我終於明白，只要美川在哪裡，那裡便是永遠的工作訓練場。這一場陪伴精障病友之路，美川已經走了好長一段路，而她還打算繼續走下去，在這場沒有退場機制的球賽中，陪伴者不問輸贏，只想陪球員繼續把球練下去。

第四章

嗨，親愛的病友

對於精障病友們而言，每一個人都有屬於自己的故事，以及關於那些過往最深的寂寞，無人知曉的淒楚、傷痛與堅韌。

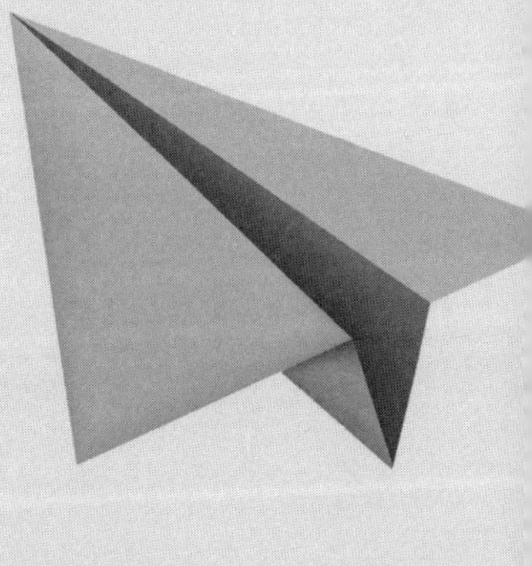

智立勞動合作社的大門在小山坡上的一個寬闊街道，隱於社區鄰里。你幾乎要以為你就要向山走去，紅色的屋瓦門便向你招手，門上是繪著手牽手的紅黃相間標誌，寫著「智立勞動合作社」。

我總在中午來到，按著鈴等待我的病友朋友來開門。有時是阿金、有時是小桃。一開始，他們來開門時因為陌生而羞澀著，時日久了，默契在餐桌上進行，我開始雀躍地等待他們來開門，開門時他們也開始露出笑容。

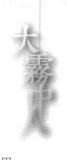

炎炎夏日裡，日頭赤焰，一次我撐著防紫外線傘，一進門，中庭仍然露天，我依舊不急著收傘，再次撐起傘想避過中庭的熾熱。小桃看了幾回就開始跟我說，「妳怕太陽喔，我也是，我皮膚不好，一曬就過敏。」

因為身體的不完美，我們有了可以說話的破口。

病友們對世界有很多有趣觀點、幽微的心事，仔細聆聽，心情也會進入另一個時空，他們的擔憂都是實實在在的人性，是你我之間都會經歷的悲歡苦樂。

因為生病的緣故，他們對自己有許多掙扎與疑惑，幫不上忙的時候，坐著一起吃頓飯就成為彼此陪伴最大的安慰。而從那次起，往後每一次只要太陽炙烈，小桃就會問我撐傘了嗎。

小瑩和小C其實已經離開智立勞動合作社了。在美川的工作訓練鏈中，他們已經「結訓」。小瑩從「有何不可」咖啡屋時代就開始跟著美川受訓練，小C則是由「孫媽媽工作室」轉介過來的個案。兩個人都在循序漸進中進入到穩定的精神與工作狀態，最後來到三重北社總倉做著兼職工作。雖說是兼職，但其實已經是一個正職的工作時數了。只是心裡頭一個坎一直過不去，怕升成正職工作壓力太大，一年多來始終做著正職時數、領著兼職薪水。

她們珍惜相聚時光，每週一日的智立勞動合作社團圓日，小瑩和小

C就會一早來到合作社做著兩個小時的義工，幫美川理貨、包裝果乾，或許秤重、盛裝乾辣椒等，一邊等待美川煮著各式美味午餐。爐火上總是混著紅蘿蔔、洋蔥、番茄、豆腐等各式香氣，在跳動的食物香氛中，許多心事融化在勞動的指尖。

小桃和阿金是正在接受訓練中的病友，小桃來到智立勞動合作社已經一年多了。她的言語越來越生動，表情越來越豐富，小桃會對我喊著：「妳咖啡喝了沒？欸，妳這週有沒有睡飽啊？」她講話時中氣十足，越來越有活力的嗓門鼓舞著整間屋子的氣氛。

她在進步中，美川不動聲色地繼續陪伴著。美川在心底想著，或許再過幾個月，也許年後，帶著小桃去主婦聯盟三重北社總倉走走，讓小桃想像一下進入正式工作職場的可能，應該不錯喔。

阿金並不希望離開智立勞動合作社，他對於一週兩日，一日工作四小時，已感到負荷。美川笑說：「以往，這樣的個案我會請他回到『孫媽媽工作室』去，因為他在我這裡可能沒有更大的進展了。但是我現在應該是老了，如果他喜歡，就讓他待下去吧。慢慢地改變著，也許還是有希望。」

這當中，時不時會聽到美川和阿金調整工作時數的討論，每週兩次，一次四小時的工作時數，有時減少到兩個小時，有時又增加回來。最新的時數是，阿金做回了四小時，還增加一日。

問美川為什麼那麼堅持希望他工作久一點呢？美川說著：「阿金沒有來勞動合作社，在家裡也只是待著，沉浸在他的妄想世界裡，有時就這樣睡覺過去了，那是他理想中的舒適地帶，但是我希望他多出來走走、勞動、接觸人群。」

美川的苦心，阿金知道；阿金有他的不能，美川也知道。精神疾病的辛苦，光是理解就可以帶給病友信任與支撐。而阿金，還是在默默中因著美川和自己的努力，增加工作時數了。

經過一日之晨的勞動，午餐時刻大夥總是飢腸轆轆地坐下，大快朵頤地吃著。羅督導會在午餐前來到，她一來大家就會眉開眼笑地歡迎著。和美川共同相知相伴許多年，各自在不同奮鬥場為精神障礙朋友努力著，如今羅督導已經從市立療養院退休了，她開始堅持每週要撥出固定時間來到智立勞動合作社相聚。

灶上熱烈的火，是大家相聚愉悅的心情，美川的大鍋飯來自主婦聯盟的有機食材，也許是紅燒牛肉湯、紅糖地瓜圓，或是美味的南瓜湯，或燉黑胡椒洋蔥麵，大家討論著季節裡又出了什麼菜，感受自己與土地的連結。一大鍋熱騰騰的牛肉麵、番茄湯，將每個人的內心烘得暖呼呼的。有時大夥會各自帶來更多加菜，節慶如中秋節時也帶來豆沙月餅、文旦柚子，如果剛好幾位風趣的社員在，那氣氛就更是熱鬧了。大家說說笑笑，相聚如同圍爐。

固定的團聚日行程是這樣的：晨間勞作、午間共食一小時、飯後羅督導與美川再陪伴病友談心一小時。這一小時往往可以聽出病友非常多的心事，大伙也有機會深談、彼此協助。談心後才舒暢地上樓做呼吸操，結束一日。

在一日安排的刻度裡，按表操課使大家安心，每一個步驟都穩穩當當的，避免變動。

固定呼吸操時間，大家一起練習，從放鬆呼吸開始，一點一滴讓紛亂的心重新回到做操上。做操教室維持一貫的簡約環保原則，沒有瑜伽墊，用紙箱厚紙板鋪成自己做操的墊子。從立姿呼吸練習、轉頭練習，一直到坐姿拉筋練習、按摩穴道練習。隨著調節呼吸中，浮動的思慮也漸漸回到當下，一席呼吸操做下來，身心也穩定下來。同在一間教室裡，浮游的空氣分子裡一同調整呼吸，裡頭有相濡以沫的默契、辛酸與不放棄。

夏天漸漸就要過去了。就在大鍋圍爐的智立勞動合作社午後，一次又一次，為了能表露真實的心情，對其他角落的病友盡一份力，精障病友們開始打起精神，努力訴說自己的故事，關於那些過往最深的寂寞，無人知曉的淒楚、傷痛與堅韌。

個案一、小瑩：無窮迴路的迷途勇士

病史：思覺失調症（舊稱精神分裂症），生病二十五年。
發病時期：十六歲，高中。
目前狀況：堅強奮鬥，穩定人生中。

小瑩長得很清秀，笑起來深深的酒窩，給人甜蜜的感受。凍齡外表使人很難想像她真實的年齡。羅督導提到，這些青春期就生病的病友，進入病魔糾纏沉睡的時間也停留在青春歲月。他們的人生在病的劇烈侵襲下，除去了成人世界的迴路，所以一個個都看起來非常年輕。

那時節正是國高中生升學壓力最大的時候，家境不錯的小瑩讀私立中學，國中壓力已經非常競爭，在媽媽期望她繼續高中直升中學的情況下，小瑩努力念書。她將人生骰子都投擲在「升學」的賭盤上，沒有什麼比完成學業、直升高中更重要的了。

三年努力，小瑩終於如願上了高中，然而更險峻的人生還在前頭等著。

高中課業繁重，小瑩感到自己不堪負荷，無論體能、心靈狀態都在高度緊繃中。班上有彼此欣賞的男同學，下了課，週末便約著出去走走。老師發現後不但嚴加斥責，也打電話通知家長，當晚從未曾體罰過女兒的老父親，心痛地責備女兒，父親與子女的愛，在扭曲的升學主義下，都模糊了原本的樣子。人際關係的糾纏使課業已經陷入膠著的高中少女，心靈負荷更是雪上加霜。

在徬徨少年時，班上女性朋友的相處也使她疲於奔命，有時受到親近的女同學眷顧便非常開心，女同學與別人相好時，心情又陷入忌妒與沮喪低潮。成長歲月沒有能夠善解的人來拉她一把，心頭非常寂寞。

小瑩家中有非常疼愛她的哥哥，然而沒有可以說話的姊妹。

小學時她從彰化親姊姊那，得知自己其實是養女，真正的親生父母是三叔、三嬸，心頭非常困惑。養父母待她視如己出，是她心頭認定的爸爸媽媽，然而自己親生父母為何將她過繼給他人，內心無以排解的被遺棄感，加上青春期的痛苦無奈沒有姊妹訴說，她的腦袋漸漸開始陷入混沌。

最開始的時候，是她感到無盡的餓。小瑩家中也兼營柑仔店的生意，一樓的櫥櫃裡擺著滿滿美味可口的零食、餅乾，冰箱裡也充滿飲料、甜品。

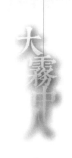

夜裡，她就彷彿感覺到有聲音要她去吃東西了。小瑩迷迷濛濛打開冰箱、翻找櫥櫃，開始找著各式「他們規定」要她吃的食物。她一口一口，吃到胃撐肚脹也停不下來，心靈巨大的餓在夜裡變成召喚她的聲音，她一步步走向止餓森林去，那裡沒有盡頭，沒有獨角獸、仙女和美麗的湖泊，只有哭泣的女孩和女孩對自己束手無策的痛苦。

父母察覺她的異樣，開始帶她就醫，在那段試藥、一切都無法穩定下來的時刻，小瑩的床頭總是擺著一副童軍繩。母親每次看到便將繩子收起來，小瑩經過文具店時就又會買一副童軍繩，彷彿貓捉老鼠般，家人無盡的愛與辛酸伴著小瑩的淒楚，度過一個又一個不知明日如何的未來。

夜裡，父母為了怕小瑩又在夜裡狂吃傷身，便將小瑩帶進房間同睡。到最後父母親為了杜絕小瑩偷偷開門、跑到夜深大街上不知去向，索性將小瑩帶進自己房間、門上鎖，最後也將便盆帶進房間，小瑩就在房裡上廁所。

煎熬的日子裡父母對子女之愛，永不放棄。

來到松德日間留院是一個轉機，日間留院的醫護人員耐心陪伴小瑩度過痛苦歲月。服藥過程裡，小瑩陸續經歷彰化親生父親心肌梗塞與親生母親腦受傷的歷程，她對於生命有許多感悟，理解時代下的無奈與親生父母和養父母不離不棄的愛。

回想起來，小瑩認為穩定下來最大的改變是，她與周遭事物的連結之間，開始產生了正向影響，思考事情開始會用善解的方式去看待，也和自己的親生父母和解了。

在親生母親生重病的病榻旁，小瑩輕聲喚出她以為自己永遠叫不出的名字：「媽媽」。

一天夜裡，她用台語對自己的養母說：「媽媽，謝謝妳和爸爸疼惜我，我現在擁有的是加倍的愛。」

儘管小瑩的人生一直努力要重建起來，然而思覺失調症的病狀始終纏繞著她，令人不得喘息。

她的心情會因為身體失調而陷入低潮，別人容易轉念的事，來到她身上卻糾纏成一團毛線，理不清的困挫使她也曾數度進出急性病房。

家庭的愛成為最大的支撐力量，小瑩回想某次自己發病時，人已經帶著童軍繩到頂樓，想結束這樣的痛苦了，一想到這一路走來，這麼努力、這麼多的煎熬都撐過了，如果就這樣走了，不是太可惜了嗎？是那一刻的念頭保護，使她帶著童軍繩，又默默下樓來。

生命的危脆隨時在考驗思覺失調症者的意志界線，崩潰的懸崖是這麼近，旁人的冷言冷語隨時都能鋪設地獄之路。

終於還是努力一步一步走過來了。

小瑩是美川最早到「有何不可」咖啡屋就帶領的兼職小夥伴。從煮咖啡、泡紅茶，到上賣場購物、製作咖哩雞飯、義大利麵，樣樣要學。

剛開始上班，小瑩不專心地學著，她紛亂的心時不時就跟美川說：「我還要升學，還要回去讀書。」美川只是聽著，帶著夥伴們一同工作著，漸漸地小瑩回到了現實，她開始一點一滴將注意力放回到生活眼前，世界對她而言，開始透亮。

這一路走得異常艱難，猶記得剛開始要到醫院咖啡屋上班，小瑩疲於和自己的症狀征戰，任何人都使她恐懼緊張，一想到要從家裡到醫院這麼長的一段路，心裡便開始害怕。每日坐著計程車上下班，將這段「危險」路程的傷害降到最低，上班所得也全奉送給計程車司機了。

而隨著不同的精神科用藥，病友也會有不同的服藥副作用。

小瑩瘦弱的身體，一度因為精神疾病需要重度用藥，陷入時不時就翻白眼、眼睛上吊的境地，病友說這叫「吊眼球」。她會先感到一陣暈眩，整個人疲軟，然後在身不由己前急忙對美川和工作同事說：「我不行了，要吊眼球了。」

這樣的症狀持續到在主婦聯盟三重北社總倉兼職時，仍然發生。幸而小瑩在意外驚喜中找到了基督信仰做為心靈歸處，上帝的平安在她心中，她沒有停止她的用藥，然而二十幾年下來的努力，小瑩漸漸學會兵來將擋、水來土掩，她與她的藥和平共處，也和她的世界和平共處。

對小瑩而言，改變她的契機是「就醫」與「工作」。

比其他許多病友要值得慶幸的是，小瑩家裡因為對精神疾病的正確知識，並沒有讓小瑩耽誤太多的就醫時間，便將她帶到精神療養院做專業治療。

即使是這樣的對症下藥，小瑩都經歷了漫長的人生折磨，更何況那些延誤就醫、精神病虐到無法挽救的家庭，家屬與病友的淒楚更是悲痛。

而小瑩因為有了就醫，得以走上康復第一步，接著是工作復健帶給她的自信。

從市立療養院「有何不可」咖啡屋，到「士林好所在」共同購買站，再一路到主婦聯盟消費合作社的正式領薪，小瑩一點一滴慢慢回復人生的希望。

她每個月固定拿錢回家，開始可以用自己賺來的錢買小餅乾、零食給姪子姪女吃，也可以在過年用自己的薪水發紅包給父母與姪子姪女。對於自己的婚姻，她明白自己的疾病，太多變因會增加生命變數，因此傾向獨身生活，而她對眼前的生活感到心滿意足。

儘管眼球有時還會吊、生活偶爾還是會讓她感到想逃，工作的各項任務也使她感到挑戰重重。然而，現在的小瑩有了想活下來的動力。她說著：「知道自己是個有用的人，感覺自己活著可以幫助別人，使我有了活下去的勇氣。」

於是，即使她已經從美川這裡結訓了，她還是每週定期用固定排休的時間來到智立勞動合作社和美川相聚、做著義工。對她而言，勞動的苦不是苦，心裡的痛苦才是人生無以為繼的哀痛。

她走過來了，回到和自己並肩作戰二十幾年的美川身邊，用每週固定的勞動一日，感受美川的溫暖、回饋美川。也提醒自己，只要活著，一切就有希望。

個案二、小C：神鬼相侵的入魔掙扎

病史：思覺失調症（舊稱精神分裂症），生病二十七年。
發病時期：十七歲，高中。
目前狀況：堅毅努力，穩定人生中。

小C酷酷的，說起話來咬字很清楚，話很少，可是非常溫柔。她總是用心聆聽每個人說話，給出深刻的見解。很難想像，這樣一位聰慧女子，已經與她的精神病症相伴二十七年了。說起自己的求學史，是一條坎坷的路。

最早是在國三那年，十六歲的時候，升學考沒有考好，進了國四班，準備重考高中。課業壓力龐大，總聽見有別人的耳語在自己周圍窸窸窣窣。

這樣的症狀持續到國四考完，進到高中，都沒有就醫。只是覺得耳畔聲音如影隨形，周圍的人似乎都在說著她的不是，以為是正常的情境。在幻聽折磨下、精神也受到影響，課業壓力更感沉重，考大學失利，再次面臨重考命運，經過一年的重考班補習生涯，考進三專。

幻聽的情況已經越來越嚴重了，如今症狀變成一道道命令。她彷若聽到「天聽」，有無形中的上層指示著她要遵守指令。

比方去西門町，她便會跟著指令到西門町亂逛。指令五花八門，她疲於遵守，一般人很難理解的是，常人如果聽到奇怪的聲音應該就會察覺不對勁了，然而當時的她卻從不質疑聽到的聲音，沒有質問為什麼要這樣做。

小C回想起來，說著：「這樣的情況其實在病友間常常聽到，有幻聽症狀的病友們也跟她一樣，其實不會懷疑這個聲音，就會跟著指示一直下去，全然沒有質疑這個聲音是不是合理的存在。」

幻聽的症狀之難，就在於病人很難意識到自己已經罹病，如果無從發覺是幻聽在作祟，病情就會繼續惡化下去。

小C的病症一直持續到大學，她與世界的隔閡越來越大，父母開始察覺不對勁，便帶她去就醫，走進醫院正規治療，開始了漫長的醫療歷程。

醫生診斷是「慢性精神分裂症」。如今精神分裂症因為被過度汙名化、給人不正確的可怕症狀想像，已正名為「思覺失調症」。

小C升專四那年，因病而不得不中斷學業，辦理休學。之後適逢學校由專校升格為大學，沒有學弟妹可共修，無法復學的情況下，她不得不辦理退學。

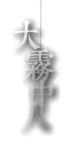

退學後，她一邊就醫服藥，一邊持續工作之路。陸續做過幾份工作，最長的一份工作是在一間知名大書店做計時人員，一做六年。職場上，她沒有吐露自己需要吃藥的精神病史，亦無人察覺異樣。生活一天天穩當地過下去。然而對於精神病友而言，每一步路都要很小心，稍一不慎，風雨隨時會再襲，而這一次的災難來得又急又兇，使她再次捲入命運的漩渦中。

書店做到第六年時，換了新店長，新店長的情緒控管不好，對她時不時嘮叨，在自覺精神不堪負荷下，小C離開了書店。這一離開，小C進入無法工作的瓶頸，耳畔總有聲音要她不要去工作，比方已經約好要去便利商店面試，就會有一股聲音阻止她去應徵。她將情況告訴父親，父親於是帶她去見親人推薦的一位宮廟老師，向師父問事。

這一次，小C在危難中走錯了路。家人的善意卻將她推向更無盡的深淵，宮廟問卜是條延誤病情的不歸路，宮廟老師在擲筊請示神明後，告訴小C和小C父親說：「妳的女兒沒有生病，她只是帶天命，必須好好修行。」另一位相識的出家師父也對家人說：「人的身體不是用來吃藥的。」家人和小C漸漸有了新的共識，就把藥停下來吧。這一停藥，初期因為服用多年，在身體裡的早期藥物效用還在，尚未出現明顯症狀，等到之後藥效都退了，小C的第二次發病就來勢洶洶，陷入地獄了。

再次發病，過程慘不忍睹。

原先只是幻聽症狀，到了第二次發病，幻覺症狀就出來了。這一次她不但聽得到也看得到，眼前的景象都變成阿修羅地獄，看見的人都變成異象，人的嘴唇都往下，也有的人是三個頭疊在一起的。

當時的她並不害怕，只是覺得怪怪的，內心沒有辦法清楚感受些什麼，一切都是迷迷濛濛。母親開始覺得她有異樣，起初以為白天出去是想散步，後來發現連半夜裡人也會不見，有時是去到大街上整夜不歸，有時是到頂樓看月亮，人也魂不守舍的樣子，然而病情依舊耽誤著。

小C的病症越來越難以控制，缺乏病識感更是延誤病情，她開始看見天空裡有父親非常生氣的臉，父親在天空裡的月亮上怒氣沖沖用手指著她，她因而在現實生活裡也非常畏懼父親。

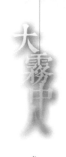

幻覺使她夜裡也掩著棉被，驚懼到睡不著。她的異象世界完全悖離現實世界真相，然而她也無從察覺這些存在不合常理。

有天夜裡，她再次感到月亮裡又出現父親斥責她的臉，她跑出家門在大街上閒晃，實在累到要昏厥，恍惚間對著一位路人女士喃喃自語著自己的痛苦，意識模糊之際，彷彿聽到女士告訴她，可以到醫院去找人幫忙。

她在深夜來到醫院，有經驗的志工為她安排可以躺下來休息的病床。

等她再次醒來，身上已經吊著點滴，父親也趕來醫院。

這次小C住進醫院精神科病房，開始了她漫長醫療史的第二段治療人生。

病情控制後，她先到「孫媽媽工作室」康復之家進行精神復健，與二、三十位精神病友一起做著體操、工作，和病友們白天一同生活，晚上再回家。

「孫媽媽工作室」有三位輔導員，在輔導員與專業人員的審慎評估下，小C獲得了更進一步的認可，她被轉介到美川這裡來開始進行勞動合作社的工作事務又過了一兩年，在美川介紹下，小C到主婦聯盟三重北社總倉進行蔬果批發的各式協助工作，正式成為主婦聯盟的計時人員。

這一待，四、五年又過去了。

如今的她與小瑩是職場上的最佳同事，兩人同進同出做著規律的事務。

她們將作息固定在每晚九點半睡覺、早上五點半起床，在規律的作息中，降伏內心的野獸。

病魔漸漸在小C身上成為一頭乖巧的綿羊。小C回想起病情嚴重的時候，她最怕的就是見到清晨的太陽，當太陽升起她便想著又一天了，日子還是得活下去，但是活下去要做什麼呢？而如今生命對她不再是無望的明日。生命的意義是什麼呢？她沉思半晌後說著：「我希望能衣食無憂、好好靠自己過下去，然後到彼岸。」

幻聽已經解除了嗎？一點也不。異象已然退去，幻聽卻從未消逝，在日常生活中，幻聽已經成為她呼吸的一部分，她學習與幻聽共處。

虔誠佛教徒的她，將一切命運視為因緣，也將她的幻聽視為因緣。她相信她聽到的聲音是真實存在的能量界靈體，但她可以訓練自己不被影響。儘管吃了藥，幻聽仍持續存在著，聲音也一樣清楚，但是她已經可以清楚地分辨現實聲音與幻聽聲音，吃藥幫助她專注當下。她並且透過規律的作息、維持固定生活步調的習慣，包括幾點喝咖啡、幾點散步，將自己內心透過這些如同「戒律」般的修持，安穩下來。

她和小瑩一樣，從美川這裡「結訓」之後，仍然固定回到美川這報到，在美川身邊，她有說不出的安心。

小C說著，美川的身上彷彿永遠都充滿能量，可以將能量傳達給病友。在小C對美川的感謝中，她提到了當時到勞動合作社工作的情景，那是她第一天見到美川，美川教她做肥皂，美川一步一步教著，她一步一步做著，就在那時她有一種恍然大悟——原來這就是陪伴。

在美川身邊，寡言的小C就感到被保護著。而我想到了美川工作日誌裡寫下的話：「在我的信念中我相信，如果我認為對的，我要持之以恆一直堅持下去，最後上帝會給我回應，讓我體會上帝的教導。」

美川與小C，一位是虔誠的基督徒，一位是虔誠的佛教徒，因為愛與信念，她們走上了彼此守護的道路。

小C的翁老師陪伴她迎向人生中的勝利時刻；而美川的小C，用她工作的排休時刻回報美川對她的恩情。

我彷佛看見維持在她們彼此之間那條無形的線，堅韌、發亮，那是回到一切宗教最根源的初衷，最純淨的愛與關懷。

個案三、小桃：絕望混亂的昏睡公主

病史：思覺失調症（舊稱精神分裂症），生病三十年。

發病時期：十六歲，高中。

目前狀況：再次混亂，急性病房中。

小桃圓圓的臉龐，有著十足的鄰家親和力。她做事認真、講求完美，隨著病情越來越康復，笑聲也越來越開朗，中氣十足的嗓音，使人感受到豐盈的生命力。這樣的小桃，卻曾經歷過難以想像的掙扎與困獸人生。

小桃就讀明星國中，課業壓力使她備感艱難，她仍奮力迎戰，好不容易迎來聯考前夕，卻因為感冒而身體備受煎熬，考試當天姊姊好意拿感冒藥給她服用，卻意外藥物過敏，身體直冒冷汗。在心情過分緊張、身體狀況又不佳的情況下，她失常考上了公立後段高中。公立高中已是佳績，然而在小桃心中仍然感到失敗，她感到愧對父母期望，只有奮力再讀。

只是面對高中繁重的課業，小桃漸漸深感自己難以應付肩頭重擔，每日背著沉重的書包上學，心裡卻有一種不如歸去的無助感。高三聯考，她沒有辦法考上大學，榜單下來能夠填的只有商科夜校。填志願那天是父親陪同一起選填，現場得知自己成績無法符合父親期望時，小桃感到自己人生非常失敗；不久後，父親便帶著小桃到補習班報名，開始了重考人生。

重考壓力有增無減，心情低落更增加記憶與理解的困難，焦慮如果不排除，內心的困頓只會使讀書之路更形艱難。她開始變得很難專注，挫折再疊上挫折，小桃很難想像自己如果沒有考上大學要怎麼辦？

還記得一個絕望的午後，小桃走向行天宮，找了間算命攤卜卦，卜卦問題直接了當：「請問我考得上大學嗎？」沒想到算命師居然斬釘截鐵跟她說：「妳一定考不上！還不如趕快找個一技之長，好好訓練，養活自己。」

算命師一席話，聽得小桃晴天霹靂，她第一個想法是，自己完蛋了，沒考上大學就找不到工作，也就沒辦法拿錢回家了。她記不得自己是怎麼離開算命攤的，只知道自己像遊魂一樣，晃蕩了一個下午。

回家後鬥志全消，對上學更感疲累。一日清晨，她再也沒有力氣去補習班上課，父親愛之深責之切，盛怒下隔著棉被對她進行體罰，回憶起來，窩在棉被下的她已如行屍走肉、不堪負荷，她只想等父親的脾氣過去，讓自己能夠好好睡一覺。

小桃已經開始發病了，卻無人知曉她應該就醫。習於忍耐的小桃自己將痛苦吞忍下來。

父親對小桃有很大的期望，疼愛與失望之際，也使父親偶有口不擇言。小桃記得父親用台語說她是「垃圾」！一次垃圾、兩次垃圾，她開始覺得自己真的是垃圾。她感到自己在家中處境危險，自顧自想著，家裡的父母親、哥哥們應該都覺得她是多餘的人，在浪費家裡的糧食吧。

思覺失調症一個主要的症狀是「關係串聯」，旁人以為沒有關係的資訊，在他們的妄想中會覺得彼此之間透著訊息。此際小桃便陷入了這樣的難關，她覺得自己可能會被害，她無法保護自己、為自己辯白，連日常飲食在她看來都充滿危機。精神折磨之際，唯有溫柔的姊姊是她唯一休息的出口，她相信姊姊不會害她，姊姊端來的飲料、食物她可以安心享用。親人尚未發現小桃這些日積月累的改變，而小桃已漸漸病入膏肓。她終究沒有等到重考的機會，在無從得知算命到底準不準前，小桃就徹底崩潰了。

一個迷茫的清晨，小桃再也分不清楚今夕何夕，她開始語無倫次，對著家裡的人大吼大叫，父母親見狀不對，緊急將她送醫，這一就診就是漫長的醫療人生，背著書包的小桃再也不用擔憂她考不上大學了，這次她連走進考場的希望都被命運剝奪。

她一頭住進市區近郊療養院，進進出出幾十次，十幾年光陰荏苒飛逝，在其中的人卻渾然不覺，唯有慈愛的老父親老母親為她掉盡眼淚。陷入混亂之際，她老覺得自己還在要去趕考的歲月裡，有時是要去重考班、有時要去參加聯考。她是遺留在古代的考不上秀才，年年赴京，期待有天能夠告慰鄉親父老。

在小桃的現實人生中，她早已離開升學戰場、學生身分早已褪下，然而在她的撞牆迴路裡，精神卻一直未能從考場退席，永遠的考場籠罩她的病榻夢魘，日日夜夜折磨她混亂的腦袋。

醫生診斷小桃的思覺失調症混合多種症狀，主要以妄想與焦慮症狀最嚴重。她的藥被給得很重，腦部損傷得很厲害，吃藥的副作用使四肢與臉龐都變得臃腫、僵硬與遲鈍，曾經一度親友都以為沒救了，沒想到奇蹟發生，在醫生、親人與小桃自己不放棄的堅持下，曾經敲碎的拼圖再次拼湊起來，靈魂也漸漸完整，小桃的精神疾病終於開始穩定，有了起色。

只是她仍然愛睡，昏睡是她最大的保護傘，親友以為她已經好了，只是懶著，並不知道昏睡也是病狀的一種，她需要以昏睡來調息自己，然而她的昏睡在不知情的人眼中看來，實在好吃懶做。

小桃在療養院的安排介紹下，上了電腦、烘焙等職訓。她仍然沒有辦法拿錢回家，但這些偶爾的職訓，還是給了她天降甘霖的一些希望。在醫院轉介下，小桃來到孫媽媽工作室，又在孫媽媽工作室的轉介下，來到了美川的智立勞動合作社。每一個進階都代表著更多的現實與生命責任，工作難度提高、需要的耐心增長，小桃因為吃藥與過久昏睡所遲鈍的體態，漸漸回復活力與自信。

在智立勞動合作社的一年多裡，她做肥皂、理貨包裝，病情有了很大的起色，在每次午飯後的討論時間裡，也總是能跟著大家天南地北聊。小桃調皮說起以前她很愛亂開玩笑，媽媽都說她是「三八美」，而小桃的媽媽已經在她漫長的病程中過世了。

對小桃而言，孫媽媽工作室有二、三十個人，工作起來比較輕鬆，因為是團體合作，也不知道誰做得好誰做不好。

智立勞動合作社則人少，工作的時候往往是美川陪在旁邊一起工作，工作需要的專注度更大，挑戰也更多。

小桃對於如果有一天能夠像小瑩、小C那樣在主婦聯盟合作社好好工作、拿錢回家充滿期待。講到此，她綻放生動自然、開懷愉悅的笑容，曾經如此痛苦的小桃，似乎真的可以在現實世界裡，慢慢快樂起來了。

我們聊起了時光隧道，數算飛也似的人生，病了二十九年，真的是一段長長的人生。

問她如果有人像她一樣也陷入升學絕境、心靈煎熬的時刻，她會想對他們說什麼呢？她回答：「我會想跟他們說知女莫若母，要聽媽媽的話。當初家裡都希望她升學，只有媽媽捨不得，說我讀個高中都這麼辛苦了，考上三專就去念吧。現在想想當初應該聽媽媽的話。」那如果有的人媽媽沒有這麼有智慧呢？那要聽誰的？她笑說：「那就聽我的。你就是過好每一天，過你可以做到的日子就好。然後還要多運動，真的不行，一定要就醫。」「對了！」小桃急急補充到：「還有一件事太重要了！不要相信算命師的話，他們是一張嘴湖類類（台語，天花亂墜、臭蓋的意思）。他們說的又不一定準！」我們相視而笑，小桃是一個重生的人。

當時的我並不知道，不過短短的兩個月後，小桃即將再次進入急性病房，這一次她住院後，出來之日遙遙無期。

個案四、阿金：妄想時空的跳躍哲學家

病史：思覺失調症，生病二十三年。
發病時期：二十二歲，大學畢業。
目前狀況：鴨子划水，努力新階段中。

阿金是高材生，建中畢業、成大工業設計系，怎麼說都是一張漂亮的人生成績單。他的人生在旁人眼中實在順遂，考試對他來說從來不困難，然而精神上的折翼天使是不分階級、貴賤、會讀書不會讀書的，當命運的大旗揮下，被網羅的人很多時候只能飄搖如螻蟻。建中或是落榜，精神疾病榜單下，一視同仁。

阿金理著小平頭、做起事來很有條理，他的眼神很溫和，說起話來總是將眼光落在遙遠的全人類史上，他是腦袋裡充滿許多天馬行空想法、裝滿創見的哲學家。然而這樣的人，在現實世界中注定顯得突兀而格格不入。

故事的最開始都不是病。明星國中畢業、考上建中，在菁英群聚的班級上，阿金讀書還能跟上，高中畢業後考上國立大學工業設計系，對他而言求學過程雖然辛苦，也還算是進了想讀的科系。平時就喜愛隨手畫畫抽象畫的自己，如今進到夢想殿堂，世界正向他展開雙翼，他的內心充滿期待與雀躍，然而現實世界中的校園生活卻使他備感挫折。人際關係上的相處困難，突顯他長期以來獨行俠個性、不能審時度勢的弱點，他說的話在同學心中如同打高空球，他的每一句話都讓同學不知道怎麼接下去，身邊的朋友越來越少，最後只剩下一兩位，再到最後只剩下他一個。

回想起這些人際關係中的挫折，阿金歸因於是自己太不會看人家臉色。有男同學直接跟他說：「你的腦袋是豆腐做的嗎？你實在太不會察言觀色了，這種時候就應該離開了，怎麼還待在那裡，讓別人好尷尬。」

這樣的場景常常出現，他成為人群中那個掃興的人。內心感到傷痛的決裂是，有一次和他心中認定的好朋友借期末報告的作業光碟來參考，這位朋友借他光碟時也連帶訓斥他，認為阿金平常都不和朋友往來，只有在需要的時候才來找朋友幫忙，非常功利。這樣的指責對於一向要求自己正直、誠實的阿金而言，實在太過沉重。他心中非常悲痛，感到不被理解的孤獨與絕望，跑到學校頂樓大哭，心裡想著：「沒有大學文憑也不會怎麼樣，那如果不需要大學文憑，不交作業又會怎麼樣呢？」他將光碟銷毀，之後就更走向一個人的境地了。

成大工業設計的課業繁重同樣使他困挫，做起老師指派的作業也感到力不從心。意外機緣，他開始一頭栽進哲學領域，閱讀哲學書籍使他感到快樂，哲學家們對全宇宙的宏觀看法，刺激著他對世界的觀感與判斷。

阿金補充著，他並不是很有系統地閱讀哲學，而是翻到有哪位哲學家特別喜歡，就買來讀。像是誰呢？他回答：「尼采。」有宗教信仰嗎？他說著：「我希望我什麼宗教的書都讀，什麼宗教都信，不過目前因為手邊的資源有限，還是主要在佛教和基督教上面。」

哲學家阿金說起話來，總是將視線放在遠方，他在跟他腦袋中的宏觀思想打交道，消化好了才能從外太空慢慢散步回來，和你繼續下一個對談。對於誠實，阿金有超乎常人的執著。他說著：「現代人因為電子產品用太多、思想也複雜，什麼都求快的情況下講話也不嚴謹，常常說出浮誇的話語，沒有那麼誠實。」

這樣一位要求凡事誠實的阿金，飽受自我要求嚴謹之苦，世界的運作方式時時使他感到無法安身，大學已經漸漸走向孤寂的思想懸崖，畢業後的第一份工作使他正視到自己與世界的格格不入。

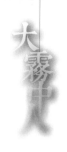

那是大學應屆畢業的同年，阿金進了一所大學的校友聯絡組正式擔任受薪職員。回想起來，這真是他一段難得燦爛的光輝歲月，阿金形容，他用孩子般真誠的赤子之心在與世界打交道，他聽到女同事的鍵盤聲就會覺得女同事透過鍵盤在對他對話，忍不住好玩過去拍打女同事的電腦螢幕。女同事問他為什麼要這樣做？他說：「不能拍妳，只好打螢幕。」問他可有男女之情？阿金澄清，完全沒有。就像兒童沒有性別意識一樣，他只是想回應女同事；另一次的情境是一組兩人到校史室前諮詢的校友，經過走廊，看到走廊陽台種的花好美，便你一言我一語討論著這花開得真美。阿金聽到，便回到校史室內抽屜找出剪刀，剪下燦爛含笑的花朵送給校友，說著：「喜歡，你們就拿去。」

阿金的舉動在辦公室長官的眼底實在太匪夷所思。短短工作十五天，他便被解僱了，理由是覺得他太油條，行為脫序。而阿金自己的解讀是，他太大膽、充滿太多活性、不是個呆板的人，這樣的人注定會破壞傳統秩序，使人感到害怕。

阿金有一套自己看世界的想法。不像其他人是因為發病而由家人送往醫院，阿金是自己選擇就醫。一九九七年，他來到馬偕醫院精神科，這次就醫開啟了他長達二十三年的病史。他向醫生傾訴，到大學工作的日子，他感到自己一直外露自己，他的意識不是常人的狀態，他覺得自己被暴露在一個非常危險的境地，面臨妄想世界整個崩潰的狀態。

阿金被判定思覺失調症，並且有強烈的妄想。然而他始終覺得自己的病情沒有被說明清楚，更真確的說，他覺得自己其實沒有病，只是太不符合這個世界對秩序的想像。阿金認為服藥只是抑制他腦細胞的活動，讓他無法再擁有靈活、跳脫的思緒，藥物剝奪了他的動能與活力。

一九九七年，離開大學為期十五天的校友聯絡組工作後，他到父親的電動三角柱看板公司工作。這份工作需要許多的製圖、美工、電腦軟體專業操作，阿金感到工作所要求的能力已經遠遠超過他所擁有的，而人際關係不佳、不知如何向外求援，更使情境雪上加霜。

那段時間他非常痛苦。一到工廠就睡覺，無法理解他困境的父親，對他的「不學習」更是不諒解。幾番磨合失敗後，阿金離開父親公司，思索著是不是要考國小師資班。他在塵世中遊走，越走越孤獨，已經到了無人能訴的地步。後來重病的母親過世了，母親留下一筆遺產給阿金，阿金帶著錢到台東獨自生活了三個月，想不到什麼更好的出路，又帶著餘下的錢回到台北家中，隔年病發。

儘管是遙遠以前的記憶了，阿金模模糊糊還是依稀記得那天晚上發生事情的一些影像。他說著：「那天晚上我和我爸爸起衝突，他們把我送去松德（指聯合醫院松德院區），把我打了一針。本來我以為只是去一兩天，沒想到一去就住了一個月。」

這件事對阿金的衝擊很大，以前去精神科就診，總感覺還是在一般人不舒服想找醫生的範圍，然而到了要在急性病房住一個月的地步，那已經不是正常人了。

阿金陷入語塞，他說著：「抱歉，我現在吃這些藥，很多事情都記得模模糊糊的，我怕失真。」這一年是二〇〇三年，阿金第一次住進急性病房。

阿金所經歷的醫療病史是非常艱辛險峻的，儘管當年是自己感到處境危險而就醫，但就醫生的角度而言，阿金已經在發病階段了。他並非因為病識感而就醫，而是因為腦袋裡的妄想使他感到周遭的人正打算對他不利的危機感而去就醫，阿金的就診之路非常艱難。他很難有病識感。在病得痛苦、親人希望他就醫而他不願意的情況下，阿金回想自己是如何被騙去就診。

老父親跟阿金說：「市立療養院有一份工作需要你去做，請你去面試好嗎？」阿金以為自己有工作機會，到了醫院立刻被送進急性病房，這才知道自己上當了。這一次，阿金在市立療養院住了整整兩百多天，他的住所從此變成醫院的病房代號。

他曾經在急症病房裡遇到有病友看到他便對他畫符，也曾經和病友打架，起因是病友誤會以為他不願意借自己錢，病友將病房門關起來，打算跟他打個你死我活。起初阿金先聲奪人發動攻擊、互打，後來他感到自己無法打贏對方，也感到這樣的拚搏毫無建設性，便停下拳頭呈現挨打的狀態。他的棄守也使病友察覺這場決鬥的荒謬，打鬥便停下了。

記得有一次，阿金實在受不了了，他在電話亭打電話給父親，說著自己好想出院回家。夜裡躺在床上，他朦朧的意識裡彷彿聽見病房外護士說著：「這個人不能回家，怕他會自殺。」

阿金的病情並沒有自殘，也沒有傷害他人。他只是跟這個世界不對盤，後來的他在他的妄想天地裡，可以一個人悠游自得很久，毫不感到寂寞。當年那個感到被世界遺棄的小夥子，如今已經可以找到讓自己快樂安全的方式，他在自己的安全傘裡自在快活，儘管他的腦袋思維遠遠悖離一般人的現實考量。

漫長的急性病房人生，出院後，阿金開始到康復之家進行精神復健。

他先在日間到康復之家孫媽媽工作室參與活動，後來在孫媽媽工作室輔導員的轉介下來到了美川這裡。務實的美川與充滿妄想的阿金，時時充斥著思維火花。美川總是提醒阿金一定要吃藥，阿金則堅持著他吃藥只是為了社會秩序要求的論點，提醒藥的副作用。對他而言，吃藥的必然性在於，「懼怕終極未知的消亡與死亡而不得不的行為」，阿金對藥與世界的詮釋，回頭折磨著他。

在一次智立勞動合作社的午後討論裡，大家針對用藥是否正當、符合倫理展開討論。小C說著，她覺得用藥對她是好的，她可以判斷幻聽世界與現實世界的差距，擁有更多的現實感。用藥沒有使她遲緩，但讓她更專注了；而阿金則維持他的論調，用藥殘害一個人的發展潛力，許多被判定是精神病症者並沒有病。那麼為什麼還要吃藥呢？阿金笑了起來：他不敢不吃藥，他看到太多人因為斷藥而發病嚴重。

觀看阿金充滿想像力的抽象畫，可以感覺到他活躍的創作能量。他帶來日記與我分享他的思想迴路。一篇篇日記寫的都不是具體事務，而是如同《羅素短論集》般充滿哲思的辯證，裡頭有他對愛與正直的嚮往，也有他對精神醫學的迷惘。二〇一八年三月二十七日，阿金已經病了第二十七年了，他在日記寫下：「也許在『精神領域』分裂得這麼嚴重，處處充滿分裂，一大堆無解的問題，又要顧及社會秩序，精神是一片荒漠的世界，沒有所謂『精神醫學』的存在，才是一件奇怪的事吧？」

而吃藥中的阿金努力在工作中找到平衡的他，終究還是在日記裡寫下了他的小小快樂：「達摩面壁九年，是否也有所謂的『自閉症』呢？我想，也許『不同的狀況』會想做『不同的事』，儘管那事在一般人的觀點看來匪夷所思，一如現在的我晚上數個小時喜歡一個人關在狹小的房間裡，僅開著枱燈及空調，聽著廣播，亦如人睡覺作夢時，可以一動不動地躺在一個地方數個小時。」

在自己天地裡自得快活的阿金，對他而言，美川希望他工作、養活自己，成為他與自己理想世界中最大的拉鋸戰。

「人一定要活在現實裡嗎？」我想阿金會告訴我，這是一個哲學命題，攸關全人類對生存的想像。

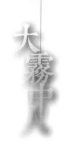

第五章

羅督導——走過四十年台灣精神治療奉獻史

因為持續堅守在第一線，也有了更多的機會去關懷每一位病友。對於那些因為各種原因，被家屬遺棄，或家屬也迫於無奈無法照顧的病友，羅督導也試著用不同的方式去支持。

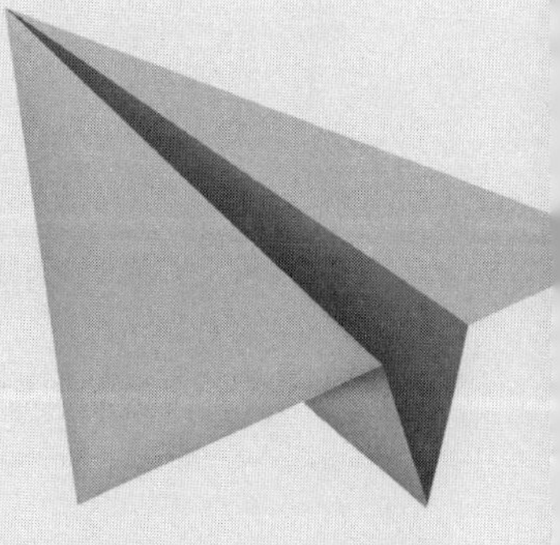

一、初衷：進入精神科醫療體系的源起

羅督導本名羅春嬌，她擔任市立療養院督導很多年了，大家都叫她羅督導。她的笑容充滿暖意，處處體貼、為人著想的她，分析事情井井有條、處事果斷明快。遇到和病友相處時，則如同慈愛的鄰家長姊，給予十足的聆聽耐性。兼具理性與感性的陪伴力量，一半來自天生，一半來自長久的職場訓練。

在智立勞動合作社裡，她是大家盼望出現的人，即便是再靦腆如阿金，有次看到羅督導談起生活中的挑戰而紅眼眶時，也突如其來地說著：「我想抱抱妳好嗎？」可見羅督導在病友心中的好人緣。

羅督導是新北市石碇鄉楓子林八分寮人，就讀木柵初中時成績優秀，高中時進入二女中，成為美川同班同學，兩人自此開啟了長達五十二年的深厚友誼。高中時通車的車程非常遙遠，她由石碇坐車到位

於台北中山區的二女中，每日上下課通勤各兩小時，她甘之如飴。羅督導笑說一路站到底、手上的書本也不放。求學時練就的吃苦耐勞本領，也陪伴了羅督導醫療職涯一生。

升大學那年，羅督導和美川相同，毫不遲疑選填了護理科系，考進省立護專，即今日國立台北護理健康大學前身，被稱為台灣護理的搖籃，培育許多台灣優秀的護理人才，影響台灣醫療史深遠。

羅督導笑說，「當時省立護專還設有婦幼中心專門負責接生新生兒呢！」當時省立護專有三年制和五年制，在五年制的護專制度裡，便以四年級、五年級實習生與畢業生為主，訓練他們在婦幼中心工作的專業能力。

考上了省立護專，她一頭栽進護理領域，護專除了英文、國文、基本護理等通識課程外，也有各科必修專業課程，內科、外科、小兒科、公共衛生科、精神科等，都是護理人員要學習的科別。當時護專宿舍就位在如今的榮總醫院對面，實習時就直接到榮總實習，她提到，年輕的實習護士逢到小夜班、大夜班時，往往宿舍的床都還沒躺暖，回到房間只是稍作休息，便又要直接趕赴對面醫院上班了！大夜班是晚上十二點到早上八點，在身心意志鍛鍊下，省立護專出來的護理人員，通常對於醫院調度的時程表都有了相當好的適應能力。

護專三年裡，羅督導漸漸對各科醫學知識都有了基本背景了解，尤其對精神科情有獨鍾。

在當時充滿對精神病患汙名化的恐懼想像年代，羅督導對這群受折磨的病友感到同理，她希望自己能夠為精神疾病患者盡上一份心力。

在當時關於精神科的醫療體系裡，省立精神科醫院是松山療養院、桃園療養院、嘉南療養院與草屯療養院，市立體系精神科醫院是台北市立療養院。

在民國六〇、七〇年代的台灣社會裡，療養院被一般大眾視為是精神病患收容所，精神疾病患者一旦「發瘋」，就絕無治癒可能，送進裡頭的病患、人生也被剝奪了希望，在各種歧視眼光下給逼近黑暗的死角。

精神病患是見不得光的一群，有些家屬帶著病人來就醫，便拜託醫生和護士讓病人強制住院，表示自己已無力照顧；被族裡的親友問到，便以出國、離家工作等種種緣由迴避親人已經在療養院的事實。療養院裡的精神病友是沒有名字的人，發病是使家族蒙羞的印記。

對精神醫療充滿理想的羅督導，將一切都收在眼底，硬骨的她對社會公義、人權充滿理想，也對精神科所能開展的知識領域感到無限熱情。她跟自己對話、反覆思考，對當時的她而言，精神醫學是一個嶄新的領域，有太多可以探索的內容，也有許多未解答的謎團，而她渴望參與這一頁精神醫療史。

民國六十二年，從國立護專畢業後，她義無反顧地將分發的第一志願選填為精神科。儘管畢業之際，療養院並沒有空缺的護理名額，為此她仍不放棄，等了半年，終於有了可以進入市療的工作機會。

二、見證台灣精神醫療史之路

當她一開始去工作的時候，父母親也如同傳統長輩一般，都非常擔心。在他們的想像裡精神病患是這麼危險，女兒去醫院工作，可能一不小心就會被病患傷害。羅督導的確也在工作中遇過被病患攻擊的事件，但她知道這些都是生病的人，許多症狀都只是暫時，也並非病人所願。

當時市立療養院的院長是葉英堃院長，葉院長也是市立療養院第一任院長，對市立療養院的努力與付出，鼓舞院裡所有醫護人員的士氣，市立療養院在葉院長任內有了相當多的改革。

羅督導自民國六十二年來到市療，直至民國八十年葉院長退休，共與院長共事了十八年。

這期間市立療養院不斷增加各種醫療資源，同時聘請許多國外學者來醫院專題演講、開工作坊，將更多嶄新的醫療觀念帶進醫院。

民國八十年葉院長退休後，接任的第二任院長是簡錦標院長，由於簡院長曾經在美國洛杉磯加州大學精神科總部主持日間醫院歷時十年，因此為市立療養院帶進日間留院的新觀念。

民國八十一年，市立療養院將「日間留院」列為重點發展，日間留院即日間照護（Day Care），期能透過日間照護的醫療體系，讓病人白日來醫院做復健，晚上便回歸社區，與家人及鄰里相處。

簡院長對日間留院的重視，也引發一連串精神醫療體系的創舉。簡院長和醫生、護理人員、職能治療師等各專業人員商量，將工作訓練納入精神復健體系，開辦了全台灣第一間的精神病友咖啡屋，也就是羅督導請美川來幫忙帶領的「有何不可」咖啡屋。咖啡屋的成立是日間留院照護羽翼的延伸，用意在使人回歸社區、家庭與社會的路上，能恢復工作能力、自力更生，保有人的尊嚴。

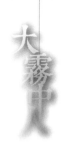

無論是孫媽媽工作室等康復之家，或是美川的工作訓練場等中途之家，都可視為日間留院概念的再延伸，因應不同的病友狀態，提供不同的社區回歸治療。

當台灣社會大眾風氣對精神病患，尚停留在如此陌生、恐懼的負面想像時，同時間，台灣也有許多公營與民間的醫療與照護體系正在努力為精神障礙朋友尋找一線生機。

有愛的地方就有希望，而羅督導也憑著她的初衷與決心，在市立療養院一待就待了三十四年，直到退休。

在精神科知識瞬息萬變的醫療領域裡，她始終維持著對個案的謙卑與對新知的尊敬，努力閱讀最新中英文期刊、專業書籍，期許自己對未知保持開放觀點。

在她於市立療養院的工作期間，經歷了民國九十四年市立療養院轉為聯合醫院松德院區的院史，也親見許多重大變革、見證許多調動。

比方從前精神病房是患者都住在一起，如此對於病情嚴重的精神病友會很難個別治療。

後來市立療養院就開始設立特殊病房，遇到很強烈想要自殺的病患，就另外移到獨立六床病房特別看護，直到病症穩定下來，再讓病患回到一般病房。

醫院的規模逐步細緻、擴大，民國六十二年羅督導剛進醫院時，市立療養院只有兩個病房；直至民國九十六年羅督導退休的時候，市立療養院已經有五百多張病床的規模了。

依照統計數據，精神疾病患者並沒有與日俱增，然而隨著醫療體系能給予的資源越來越充足，能夠真正求診而受惠的患者也因此增加了。

在市療體系裡與醫生、護理師、心理師、社工師、藥師、職能治療師等人所組成的醫療團隊，展開定期讀書會。討論過程充滿各種精神治療探索的火花，彼此遇到個案困難也都會提出來互相交流，醫療讀書團隊也引進許多新理論來討論，比方薩提爾（Virginia Satir）家族治療。而羅督導即使已經做到了督導的位置，仍然惦記著基礎照護，期許自己能持續關心個別病友，在宏觀的規畫下，仍然不要丟失第一線照顧病友的珍貴經驗。

精神障礙者的恢復需要非常多的努力，也會有殘餘症狀無法痊癒終生都來回醫院的病友，越病越孤獨。

比方個案吳先生，已經五、六十歲了，在病房進進出出二十多年，家屬送院後幾乎不接電話，漫長歲月裡也鮮少見到家屬出現，倒是有一年家屬因為想領病友名字的消費券才特地來到醫院。消費券領完後，家屬再度銷聲匿跡。幾千元的消費券逼得家屬到醫院露臉，亦有其中不為人道的生活困境。

由於持續在第一線關懷病友，羅督導也有了更多的機會去關懷每一位病友。對於那些因為各種原因，被家屬遺棄，或家屬迫於無奈無法照顧的病友，羅督導也試著用不同的方式去支持。

她回想起一位張小姐，即使進醫院已經十幾年，她說起自己的年齡永遠都停留在發病時剛到醫院的三十歲，心理年齡完全凍齡！這樣的個案還不少見，有的病友會覺得自己是四歲、九歲，要他們拾回現實感，是病友與醫護人員都需要一起努力的挑戰。

而永遠覺得自己三十歲的張小姐，終於也在漸漸治療中找回了一點現實感。然而情況仍然相當艱難，羅督導於是聘請她擔任文書工作的助理，登錄資料、整理文件，按月撥給她獎勵金，也協助她配了一副老花眼鏡。

在協助病友回到現實社會的路上，工作為心理復健之路打開一扇窗。

除了工作復健的咖啡屋之外，羅督導也提出「外出社交適應」模式，幫助病友重回社會。

除了帶領病友定期外出購物外，也帶著病友上西餐廳，鼓勵病友用自己勞動存下的錢，上餐廳享用美食。此外，市療團隊還想出歌唱訓練、繪畫訓練的方式，幫助病友在學習才藝的當下，也能重新找到生命樂趣。

在她長達三十四年的市療工作史裡，有許多一同打拚奮鬥的護理長夥伴們，在市立療養院的每一位工作同事都對精神病友有著深厚的感情。

而羅督導在市立療養院工作的日子裡，始終感到每日的工作都充滿挑戰，也對自己的工作感到熱血，從不厭倦。

三、關於永恆

當羅督導奮鬥了三十幾年，終於從早先的市立療養院，也就是後來的聯合醫院松德院區退休之後，她並沒有閒雲野鶴從此遠離精神病友，相反地，她到了基隆的南光醫院，和優秀的主治醫師們合作，再次為南光醫院的精神病友服務，將自己畢生所學都回饋給精神醫療領域。

南光醫院中也充滿點點滴滴的故事。比方一位年輕的男孩病友從十四歲就開始住在南光。男孩曾經因為精神疾病導致牽走他人腳踏車被判偷竊罪，進入觀護所，之後一直是母親照顧。母親過世後，男孩刺激太大，經濟也陷入困頓。一日便跑去銀行砸自動提款機，在南光醫院強制就醫後，就續留在南光。由於唯一照護者母親已經過世，年輕的病友就生出妄想，時常把其他年長女性當成自己的媽媽看待，為他以為的

「母親」按摩、搥背，也會叫這些阿姨「媽媽」。雖然還是在病期症狀裡，但卻是十足的溫馨，也安慰了許多有家回不得的年長病友心房。

至於病友夏先生，在南光一住就是幾十年，當年的症狀已經漸漸獲得控制，但無家可回的情況下，乾脆在南光繼續工作，平時就在廚房裡幫忙，醫院裡的人如果有需要，還會幫忙理髮，成為醫院裡非常特別的存在。

羅督導同樣將外出社交適應復健，運用在南光病友上。每月固定帶病人上牛排館用西餐，店家也用心配合、給予折扣。時日久了，有些病友遇到自己無法外出時，還會託其他病友帶回牛排。這一份牛排是生活的滋味，也是生命的尊嚴。

南光十年，飛逝如梭，羅督導心心切切堅守崗位。直至二〇一八年，漁港小村旁的康復之家請她擔任負責人，運用研發復健方案的專長，帶領康復之家裡的三十多位病友，走向適切的醫療與陪伴之路。羅督導再次一口答應下來。

每星期風塵僕僕清晨從台北出發，來到北海岸漁港小村與精神病友們見面。二〇一九年（民國一〇八年）距離羅督導國立護專畢業這年，已經四十六年了。她仍然沒有從精神醫療職場中退休，她是永不退休菩薩。

而羅督導始終將這一切謙卑地歸於，她只是做她該做的事。如今的她，每星期到漁港小村康復之家工作外，還固定抽出一天到智立勞動合作社與美川和智立裡或穩定、或正在走向穩定的病友們一同吃飯，飯後再帶著他們做呼吸操，陪病友一步一步走回身心調和。

她做著她心中認為再自然不過的事，那不是什麼大事，而是來到智立時記得帶上幾味點心與大家一起打氣、分享；到漁港小村康復之家時，記得向每位出現在她眼前的病友噓寒問暖的日常關懷。

她將她的專業應用於無形的日常之間。對她而言，生命的意義在於奉獻，而精神科醫療領域就是她一心所念。

回顧羅督導漫長的醫療工作奉獻史，彷彿也看到羅督導背後那一整個龐大病房世界裡的苦痛、來來去去奔波的醫護人員、疲憊的病友家屬，和生死徘徊折磨淒楚的病友。

她的醫療工作奉獻歲月，也是台灣四十年來精神醫療史的小小縮影，在精神病友的世界裡，這些醫護人員的奉獻如同風雨中的燈塔，保護病友們在淒風苦雨中，尋回上岸的路。

而她和美川也在各自努力幾十年後，終於又在智立勞動合作社重聚。

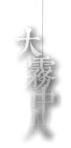

第六章

花開花落：康復點點滴滴

對於思覺失調症者的症狀，陪伴者不能急忙否認，那會使他們感到孤立無援，但也不要隨之鞏固他們的想像，讓他們越陷越深。傾聽、轉移注意力，能夠使他們暫時脫離危險迫害的恐懼中。在病友飄搖不定的思緒裡，需要有強而有力的心靈伴他們度過難關。

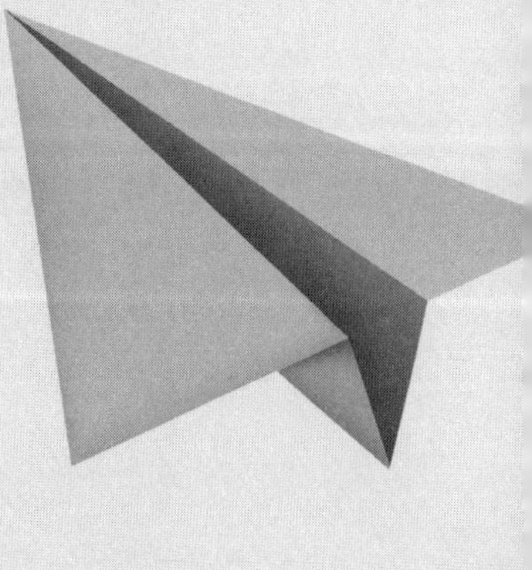

一、山澗

總是在工作室裡和精神病友見面，美川和智立的社員們決定在日常間製造一點勇敢，約著去竹子湖郊遊。

踏青日，天氣是這麼晴朗，一掃前幾日的憂慮，連日來的陰雨綿綿，並沒有連綿到說好郊遊的今日。也許天公也疼憨人吧，這也是美川帶領精神病友的一次難得的郊遊。那些曾經川流而過，好了又病，病了又病的精神障礙朋友們，在美川的心中成為一列列經過生命的火車，無論他們駛向了何方，美川永遠為他們設了一個回家的站台，讓他們知道迷途有歸。

晴日下，一行人坐著小巴士往山上的竹子湖駛去。小徑蜿蜒，一路經山，窗外有綠葉扶疏，陽光篩下來灑在每個人的臉上。

小桃放鬆的表情、阿金可以任意想像的自由，小瑩終於可以來到休假日的快活，還有小C難得走出規律生活外的愜意，都成為車上的風景。

在美川、羅督導的陪伴下，大家都是安全的，在信任中隨著小巴士奔遊於小山中。

竹子湖清涼，下站後山煙繚繞，同行素瑤是合作社裡非常特殊的媽媽，獨立、自主，生活精彩豐富。她是共同購買時代最初成立的生力軍，不但參與人權議題、土地保育，也關切各式弱勢族群議題。日常生活裡她參加「一人一故事」話劇社，將自己的生活過得多彩多姿。竹子湖行走的一路，她沿路花花草草介紹，每看到水仙、野芭草、野牡丹、鳳仙、朱槿等，就開懷像看到自己老朋友般，向我們介紹。

嶄新的世界在眼簾中開啟，小桃拿起相機沿路拍照。她的相機鏡頭黑了一個大洞，我看到她拍出來的每一張照片都是糊的，她說：「相機

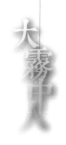

壞了，鏡頭不能用，拍出來都是模糊的。」儘管如此，她還是很努力地拍照著，將自己眼前看到的一切，慢慢拍了下來。

小桃總是走得最慢，遙遙落後於人群之後。她細心品嘗大自然給予她的一切，那是她在療養院裡感受不到的自由。相機裡是倒蹋的大樹、高聳的杉林，還有林中駐足的小鳥。

我想到她告訴我長久住在療養院裡，一點都不快樂，她只想回家。而現在小桃可以這樣輕鬆自由地踏著她想要的步履，行走於山間，一切得來不易。

而阿金，以和我們保持三個人身的距離，平行並排走於另一側。阿金需要他的妄想空間，在他的妄想世界裡，他是自由而奔放的。阿金與美川的拉扯是永恆的天人交戰，美川要他回到現實來，他打結的時候就停在幽谷，問著美川：「人為什麼一定要回到社會？」但是他們之間有一種無形的默契，阿金會吃藥、回到美川的工作訓練場，美川會拉住他，讓他不要在妄想中掉進了迷途深淵。

在這世上只要有一人不放棄，精神障礙的遊子就沒有失去回家的最後一道鑰匙。如同此際，清涼的山中、迷人的鳥聲，美川總是三不五時就回頭望望阿金，喊著他：「阿金，走靠裡面一點，我們走在馬路上了，小心來車。」

竹子湖美麗，沿湖行走是大半個馬蹄形，帶路的是長生大哥，他也是社裡親切的夥伴，長生大哥是高雄大樹人，他笑起來有農家子弟純樸無私的敦厚溫暖，為了這趟旅行，他在前幾日已先來踩點、親自走了一遍，因此大家走起來非常順暢，穿越深山，經過森林般的野地，又穿出杉林，來到小溪潺潺的梯田邊。

快走到餐廳的時候下起了綿綿細雨。大夥一方面覺得雨現在才下真幸運，一面感受山裡霧氣蒸騰的閒情浪漫。這一刻時間凝滯，沒有多餘的眼淚需要流下，只有此時此刻的安逸，停留於心間。

餐廳就在眼前了，大家入座後餐都上了，外頭的雨才開始傾盆地下。滴答的雨聲打在竹子棚上，看著屋外杉林裡的大雨，美川胸有成竹地說：「正好，雨讓它下，等我們吃完，雨差不多就停了。」

她低頭飯前禱告，雨聲成了最好的祈禱鈴聲。

山裡的野菜很新鮮，滿桌佳餚，山雞、苦瓜湯、高山高麗菜、竹筍、地瓜湯、甜點，享用間餐廳老闆娘又趕來招呼，將自己的大兒子推到大夥眼前，說著：「我兒子老老實實的，今年四十五歲，還沒成家。你們裡面哪一個女生還沒有結婚，要不要考慮我兒子？」

長生大哥問：「頭家娘，你兒子要什麼條件？」老闆娘說：「我兒子不用，乖就好。我的條件是要幫忙顧店！」

話說完大家連忙搖手說不。老闆娘把大兒子往前推一下，小瑩和小C立刻起身，大家也差不多吃飽了，索性在大笑中告辭。雨也停了，準備啟程。秀英一直抓著老闆娘的話逗大家，山澗裡都是要不要嫁的話題。

雨後啟程，山谷裡一直傳來閒談與笑聲。走著走著發現後方腳步全都停了下來，是小桃想上洗手間，小瑩、小C、阿金就在流動廁所前排成一圈等她出來。美川笑他們做什麼都在一起，空氣裡是彼此守護的情意。

雨下得越來越大，阿金帶了一支好大的五百萬保障大傘。等車的公車亭前，大家擠在裡面談天等車，阿金就一個人站在公車亭外撐著他的大傘，獨自在傘下自由著，像極了龍貓公車，那隻與世隔絕的龍貓，溫暖而只有很少人可以看到的龍貓。

蜿蜒的山路再次伴隨大家下山。雨落在車窗外，大地被洗了一遍。竹子湖的清新在每個人的心中留下了芳香的影子。

約好了，以後要再找時間來郊遊喔！

「好的好的，再找時間來郊遊。」

山谷裡迴盪著這樣的承諾。

二、午夜病迴

午後的大鍋飯，小桃動作特別慢。她在二樓肥皂間忙了半天沒有下來，中午大鍋飯開了，大家拿著碗筷坐好，小桃半天下不來。美川對著樓梯間大喊：「小桃妳趕快下來，我們大家都在等妳。」小桃回喊：「你們先吃，不要等我！」美川說著：「妳趕快下來吃，要不然我們不知道要留多少給妳。」

桌上的湯慢慢涼了、麵也漸漸糊了，大夥吃了一整頓飯，小桃一直沒有下來。美川對我使了一個眼色，她說：「小桃這樣不對。」我不知道小桃哪裡不對，她只是動作慢了一點。但是多年陪伴精神障礙者的美川知道，她說不出來，但她知道，她要小桃下來和大家一起吃飯。小桃終於下樓來，一切如常。就在這頓飯後的兩天，小桃再度發病了。

小桃回家昏昏沉沉，睡了一覺就墜入迷陣。

這一次她開始迷亂，時間、空間全部錯置，醒來後的隔日她回到了高中，小桃再次陷入「考不上秀才地獄」。她背著包包，口中喃喃，說要去上學。她以為她還在高中，她又回到了算命的魔障裡，害怕自己考不上聯考。沒有人知道這樣的腦混亂是怎麼運作的，小桃知道媽媽已經過世了嗎？病發的小桃還認得我們嗎？美川對大家宣布小桃再度病發的消息，所有人陷入沉思。

那樣好好的、眼看就要痊癒的人，為什麼會在一夜之間就再度發作，她的家人要如何面對她來勢洶洶的病症，她可有辦法再次痊癒？小桃父親在她房間找到了很多藥，小桃有多久沒吃藥了？

房間抽屜裡全是拆開的藥包、倒出的藥，小桃沒有按照醫生的劑量吃藥，她想要成為正常人。如同許多精神病友都想證明的事一樣，他們想證明自己不吃藥也可以好好的。

這半年來，小桃的進步是這麼快速，大家都感受到她的肢體靈活、思考順暢、回話自然，也有了許多進入社會的想像。小桃的進步有目共睹，她定期回去的康復之家「孫媽媽工作室」都開始打算停止追蹤了，輔導員和美川通了電話，如果小桃已經可以順利轉介到美川這裡，孫媽媽那裡就要結案。而美川也打算將小桃這一年多來的訓練升級，轉介她進入工作職場。或許這一切的進步都來得太快，大家就掉以輕心了。

老爸爸說小桃發病的那天非常焦躁，整個人關在廁所好久不出來，一出來就背著包包要出門，口中喃喃唸著都是來不及了，還沒讀完，要考試了。接著對家人大吼大叫，精神緊繃、情緒失控，不得已只好送往近郊療養院，一進去就送往急性病房。那個小桃不願意再回去，住了好幾年一直想出院的地方，如今小桃又住了進去。

無論如何，如果是有長期精神病史服藥的人，斷藥是不會馬上發作的。因為原先殘留在身體裡的藥性還在，病友會以為自己不吃藥也沒有關係，一直到殘存的藥性消退了，精神疾病的症狀才會再次顯露出來。而且因為停藥而導致的精神症狀往往更嚴重、來勢洶洶，一發不可收拾。

小桃是私下減藥，然而三十年病史的精神疾病，減藥非同小可，我想到小桃跟我說著「每天要吃九顆藥好多」的表情，她不想自己吃這麼多藥，她想像一般人一樣不吃藥。

美川是裡頭最鎮定的，她雖然紅眼眶卻也已經習慣了，病友的病症起起伏伏是常態，只是像小桃這樣幾乎就要好了，卻一夕之間病倒，還是讓人感到需要時間平復心情。

這日的智立勞動合作社是沉默而嚴肅的，大家再次思索用藥議題。社會大眾對精神病友用藥的污名化，造成病友心上的負擔，他們想藉著減藥或斷藥來證明自己可以不用吃藥，卻使已經穩定的病情重新推入深淵。

等了近半年，終於盼到可以去見小桃的日子。上療養院的路彎彎曲曲。離群索居的山路，如同這些住在急性病房裡的病人一樣，寂寞地鋪展在蜿蜒的家屬心上。

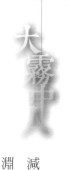

小桃的老爸爸在她病發後，十分傷心，但仍打起精神來每日固定上山看她。情況時好時壞，小桃有時認人有時不認人，不說話的時候有時候看起來還好，但一說起話來就手腳畢露，她的眉眼神情、話語內容，都說明了，小桃暫時還是個回不來的人。老父親在一旁急促地鼓勵她，要趕快好啊、要多動。老父親的慈愛，成為督促壓力。她面色緊繃，想趕快好起來。小桃用力握緊拳頭，兩手臂前後僵直地擺動，一邊喃喃自語：「自己救自己、自己救自己。」

急性病房裡好幾個病人共住在一間間大病房裡，除了醫生和醫護人員，一般人包含家屬都不能進到病房裡。小桃必須來到會客室和父母、親友相見。

她看到美川是高興的，還能認人，知道是關愛她的人。但是說話一開始還好，越講就越小聲，神情也開始不對，小桃四望、不敢多說，她比了比病房的方向，要美川帶她離開，覺得有人要害她、要槍殺她。一陷入這種妄想情境，她的眼神立刻十分驚恐、全身顫抖，美川將她喚回現實。她說：「小桃我們剛剛講到智立。」一旁的素瑤也跟著美川一起將小桃引回到現實，小桃立刻又暫時被轉移了注意力，展開笑顏，回到了原來的話題。智立對她而言是可愛而溫暖的，她病得嚴重，但仍然記得智立的每一個人。

對於思覺失調症者的症狀，陪伴者不能急忙否認，那會使他們感到孤立無援，但也不要隨之鞏固他們的想像，讓他們越陷越深。傾聽、轉移注意力，能夠使他們暫時脫離危險迫害的恐懼中。在病友飄搖不定的思緒裡，需要有強而有力的心靈伴他們度過難關。小桃的被害妄想症症狀還在，她深陷在自己想像的地獄裡，走不出來。向小桃道別離，大夥要她加油。

這一聲加油小桃不知道能夠記得多久，但願能夠伴她在黑夜長路裡徬徨的一刻忽然記起，知道這世上還有人在關心著她。

親愛的小桃，但願妳知道，聯考早已經過去，妳再也不需要考試了。

三、乘載悲傷與幸福的柑仔店

小瑩是美川最初到市立療養院「有何不可」咖啡屋計畫裡就開始協助的第一批病友。

美川談到當初帶小瑩的艱難，想盡辦法卻找不到著力點。小瑩家境不缺錢、工作復健對她來說沒有太大的誘因。「為什麼要工作呢？」成為這位青春俏麗卻病情纏身的女孩最大的疑問。

剛開始到咖啡屋工作時，她常常強迫自己跳上計程車，忐忑的心很想半途折回，穩定一點可以搭公車了，想半途回返的心依舊時不時熾熱著，好幾次已經出門了，卻還是中途下車折回家裡。要跨出與社會連結的一步，何其艱難。

小瑩有位愛她至極的媽媽。母親知道小瑩的掙扎，陪著她。喚她起身、帶她去站牌，陪她坐車去咖啡屋。

小瑩不知道為什麼要工作，美川終於想到辦法，教她把錢花出去，她要小瑩捐錢。

第一次捐款拿到收據時，小瑩無比喜悅，錢的分量開始對她產生意義。漸漸地，她開始把錢拿回家裡，奉養父母，也可以為小姪子小姪女買東西了。她找回人的尊嚴，可以自理、得到工作報酬，在家裡與父母、親友平等，成為回到社會的人，而不再是一個病著的、被拒絕懼怕的人。這裡頭有不可遺忘的大功臣，小瑩父母和家人。

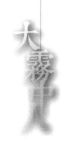

在熱鬧的城市之心裡，小瑩家位在最繁華熱鬧地段的安靜小巷弄中。家裡是整潔清爽、窗明几淨的傳統柑仔店。走上二樓，寬敞的客廳、和煦的陽光都使人感到舒服，屋子裡的溫暖空氣，很難想像主人曾經歷過的悲慟。

小瑩生病的當時，社會對於思覺失調症的認知非常少。當時小瑩已經漸漸有了症狀，會出去一個下午也不知道回家，後來晚上也會，問去哪裡了也不知道。父母發現孩子翹課只以為是高中課業壓力大，孩子去散散心，沒有及時意識到子女的心靈險境。母親遺憾說著，如果當初知道發病會這麼嚴重，一定會辦休學，就讓她沒有壓力好好度過、平平安安就好。因為不知道思覺失調是什麼樣的病症，在一開始很多方式都是延誤的。小瑩嚷著要回老家，也曾順著她，讓小瑩回去和親身母親待了一陣子。但小瑩病情卻更加嚴重，回去不到兩週，身為養母的小瑩媽媽又焦急地去接她回來。「她出生才十幾天就抱回來惜命命顧著，看她這樣，像是內心的一塊肉在割。」女兒出事，做母親的實在心痛自責。

門框上有一道鎖痕，是小瑩發病後，夜裡為了怕小瑩跑出去，在門上做的鎖。白日裡母親就盡量在家陪著小瑩，非不得已不在時便請左鄰右舍顧著。

談起陪伴的要領，母親說：「要有愛心，有耐心，要鼓勵、不要責罵。當她生氣的時候，要關心她，她如果繼續生氣，妳就閉嘴。因為她是病人，要把她當病人看，知道她這個病上來，情緒會這樣就好了，不要跟她回嘴。」

在病之前，所有人都束手無策，唯有愛與陪伴可以度過一切。

小瑩母親說這些話時，是這麼可愛的一位老媽媽，她的慈心超越自己、也超越一切概念。在病之前，所有人都無策，唯有愛與陪伴可以度過一切。小瑩媽媽說自己什麼也不懂，只能醫生說什麼就照辦，醫生說要吃藥，那就要想辦法吃藥，一顆都不能少，騙著哄著也要女兒吃下去。在家屬和病人與病奮鬥的路上，一切日常都是如此艱難，行之不易。

滿桌水果吃得心頭甜，苦澀的過往因為奮鬥而明亮。小瑩和母親母女連心的笑容裡，有走過困頓的堅強和甜蜜。

一樓店裡，小瑩的父親在櫃台顧店，見我要走又和藹地聊了幾句。父親說小瑩能夠好，最感謝松德郭醫師還有美川，然後還要感謝有這本書要誕生，這樣大家可以更知道這種病症的情況。父親說到感謝書，大家都笑了，小瑩說：「我爸爸就是這樣會說話。」問起小瑩爸爸一路陪伴，覺得什麼最重要呢？父親露出神祕而光彩十足的笑容說著：「三個字，簡單化！」把一切複雜的都簡單化，這樣就會好了。

雨後柏油路被洗得晶亮，乘載悲傷與幸福的柑仔店還佇立在街角。小瑩母親說的「無限耐心大絕招」，小瑩父親說的「簡單化」，如同大海上的一道陽光，溫暖了一片汪洋。

第七章

回饋：訪漁港小村康復之家

在群體生活的管理下，康復之家的住民們對於自己的生活也充滿自律與自我期許，共同作息培養出來的默契，顯現在他們徐緩錯身的腳步裡，住民之間有種彼此理解的放鬆。

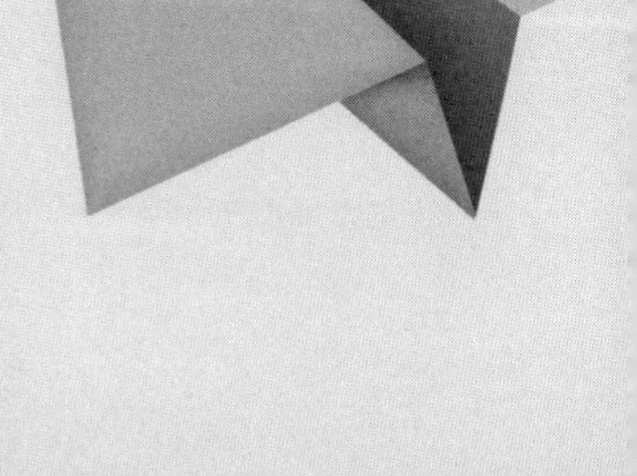

羅督導口中的漁港小村康復之家聽來是這麼奇妙的一個地方。三十六個人都住在同一個處所，按照醫護人員專業設計，有了共同的課表，是什麼地方讓羅督導甘之如飴，情願坐著長長的巴士，蜿蜒車程從台北到偏遠小村去上班呢？帶著疑惑與好奇，一行人來到北海岸。

出發往北海岸的巴士滿座，順著車行，羅督導也一邊介紹起每日去漁港小村的日常作息。這樣的分享對小瑩和小C是非常珍貴的打氣，她們兩位已經如同正職般地上班了許久，卻因為擔心自己無法負荷正職的責任，而始終以兼職的名義工作著。大家都鼓勵她們應該向正職挑戰。窗外無雲，晴空萬里，羅督導說起這裡難得好天氣。

經過一長排別墅型的豪華住宅區，按了門鈴，是專業照護者小慧來開門，在她身後探頭的是一大群精神障礙朋友。已經事先打過招呼說會有賓客到來，這些病友喜孜孜地迎接著我們。

屋內一塵不染的地板，四處都光潔亮晶晶的。一進去，康復之家的朋友就排排站望著我們，有點靦腆，帶著笑意。有幾位朋友走來走去忙碌地繞著長廊，小慧問怎麼團團轉，他們其中一個人回：「知道有客人來，很興奮，一早就醒了睡不著。」

一、住民規則

美川帶著智立的夥伴坐在中式竹籐長椅上，漁港小村康復之家的朋友通通都來圍著我們。羅督導盡地主之誼向我們介紹，也一邊和康復之家的朋友寒暄。

小慧開始請住民找椅子大家圍著圈圈坐下。一位滿臉笑意的老伯伯這樣自我介紹著：「我也是住民，我很喜歡讀杜斯妥也夫斯基，還有契科夫。我讀《安娜．卡列尼娜》，還有《卡拉馬助夫兄弟》。」

老伯伯優雅有禮，入座前還向我們鞠了躬。

我們人人手上接過現打奶泡的咖啡拿鐵後，小慧開始為我們介紹這裡的環境，接著請大樹為我們做「住民」報告。

大樹是一位很可愛的年輕人，瑞芳居民、父母雙亡，也是精神病友。因為親友無力照顧，在社會局的補助金與輔導員的安排下，住進了康復之家。他長得很俊朗、青春正盛，說起話來眼神與手勢透露著那麼點不尋常，然而他的笑容將人的界線化為無形。他努力說著這裡的住民規則，每一字每一句的咬字都特別認真清楚。

大樹說著：「啊在我們這裡的人，每一個都是『住民』。啊是住民就要有住民的規則，每日有住民的共同作息表，要做晨操、早上要加入生產線的工作行列，下午有各式課程，晚上有看電視時間、購物時間。產業加工有像做電子蓮花等。」

「還有才藝課！」旁邊的凱民補充。

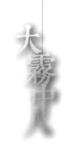

大樹比了個靜語的手勢，繼續說著：「啊下午的才藝課會寫書法、畫畫。啊還有像是星期一有卡拉ＯＫ、烹飪教室，星期四有聖經、詩歌活動。每個星期二晚上會開住民自治會議，每兩星期會有健康檢查，要量血壓。十點要上床睡覺，七點要起床。」

有人提問：「萬一住民不想遵守規則怎麼辦？」

大樹說著：「住民如果吵架，要請老師來處理，每個人的病情都不一樣，要保持距離，避免衝突。我只能勸導，如果他們真的不願意，我要尊重他們。」

大樹說話時，有種神聖認真的表情，既像在背誦教條，眼神卻又流露出彷若正身歷其境。

我旁邊不遠的小安一直跟我說著悄悄話，告訴我對面一排坐著的其中一位男生是她的男友，我仔細瞧瞧，男友看起來滿像總裁的。

後來問了羅督導，羅督導說沒這樣的事，小安活在自己的世界，而且她很辛苦，看到東西就會帶進自己的房裡，不知情的人會說她是小偷，但她其實是不知道自己在做什麼，需要行為矯正。

大樹說話的時候，大家都保持安靜聆聽。三十多個人處在一室，有一種無語的默契。

小慧要大家隨意發言說說話，魯賓就說起自己工作的情況。

魯賓是這裡的住民，每週一到五都到長榮倉儲去做整理廚餘的工作。最初魯賓為了能賺取更多的收入，全年無休地收著廚餘，持續了兩年多，後來精神和體力實在不堪負荷，以致崩潰了，開始住進康復之家，也將工作停下腳步。

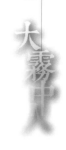

如今的他調整成一週四天的工作，每天七點出門，工作完午餐後就回到康復之家住著，週四、週六和週日的工作就交由康復之家的另外兩位住民分擔。

小溪低頭寫了好長的紙，在上面計算來又計算去，小慧請他補充接替魯賓的假日工作狀況，他忽然來到我面前把紙交給了我，上面是半年來工作的收入。他說妳看這就是我半年來的工作，我已經很辛苦賺錢了，妳要幫我轉達給管理人。

我看著上頭的數字密密麻麻、加加減減，一頭霧水，後來才知道小溪曾經有亂花錢的黑歷史，隔一陣子就會將錢一股腦花光，家人非常煩惱。

沒有出外工作的住民，每天仍然能夠利用生產線時間，賺取微薄的收入，這裡的住民很多都有著地緣關係，多有來自住在基隆、瑞芳一帶的純樸小鎮。

剛開始搬到這座漁港小村時，又鄰近別墅帶的富人區，康復之家十分不受歡迎。附近居民也曾發起連署，希望能夠將他們送出去，不要在這裡開設康復之家。

在這個小小的漁港，醫院、老人安養中心受到歡迎，然而專門照護精神病友的康復之家，卻是人人避之唯恐不及的機構。

小慧說起，康復之家附近不遠就是小學，誤解很深的時候，附近的小學生放學也會避過這條路，因為學校老師和家人都提醒著，這條路上住著危險的人。

為了化解這樣的恐懼與誤會，康復之家的社工人員帶著住民們開始進行與社區居民的互動。

他們做糕點、咖啡，在聖誕節時帶到學校和小朋友同歡；年節的時候就寫上吉祥話，分發給附近的居民。他們也把握每週的購物時間，與賣場人員和居民互動；或者是購買7—11便利商店的東西，再用買來的原料煮東西給店員吃，希望能讓居民更認識康復之家。

在不斷的努力下，漁港小村的居民漸漸接受了這群「住民」，而住民也用整潔的儀容、努力有禮的態度來使居民放下警戒。

二、住民背後的故事

成為住民，每位病友都有他的辛酸故事，在意識清醒的時候，他們努力成為更好的人。

阿梅的心聲是：「來這裡後很想念家人，也很想和爸爸說話。但是要忍耐，在這裡要好好的進步，回去他們看到我們有學習到也會很高興。像有一次在這裡火忘了關，廚房差點燒起來。我就跟自己說以後每次都要看好火，要檢查好幾次，也要看別人有沒有關火。碗筷要洗乾淨、廚房要巡一巡，這些都要記好，這樣回去就可以跟爸爸說：『我沒有白白活過這段時間』。」

阿梅已經六十多歲了，她的老父親今年九十一歲，非常疼愛她。阿梅說起父親時有一種幸福的神情，她很想家，也知道要住在這裡才會有進步。

美川帶著大家唱起寓意深遠的詩歌：「愛是恆久忍耐又有恩慈，愛是不嫉妒，愛是不自誇不張狂，不做害羞的事。不求自己的益處，不輕易發怒，不計算人家的惡，不喜歡不義只喜歡真理。」

角落一直靜默的老者抿著唇，手也漸漸隨著歌聲打起節拍。

美川說再來一次，席間的六十多歲住民小曲立刻大喊：「Bravo！」為了貴客到臨，小曲特別穿上一襲桃紅色的旗袍外套。在歌聲中，屋內的人，人人平等，因著精神的苦而齊聚在一堂，也因為彼此的互助、互信，在共住中得到了心的力量。

或許曾經因為發病而傷了家人的心，然而每位住民的心中永遠都有家人的影子。分享時間，他們異口同聲，期待回家的那天，家人可以讚許他們的成長。

啟芸是愛笑的女生，無法節制的食欲使她有著渾圓的身材，大笑時天真的眼睛，使黑眼鏡框下的神情更像孩子，在她的笑聲中病友們現實處境的悲苦似乎也淡去許多。

午後的分享與歌唱時間一溜煙就過去。

吃藥時間後，美川宣布智立勞動合作社的賓客要帶大家做呼吸操喔。住民們紛紛清出地板空間，各自找了適當的位置，拉出間隔、排排站好。用手機擴音放起人聲廣播，大家便隨著指令看著小瑩和小C跟著做操。呼吸、吐氣，吸、吐、吸、吐，肩膀放鬆、擺頭，向左、向右。到地板動作時，後排的人因為看不見小瑩和小C而開始手忙腳亂，素瑤從中協助，教大家怎麼向左後轉身、再向右後轉身。手機裡的女聲平穩堅定，伴隨小瑩和小C認真、專注的示範，精神病友們也全神貫注，將自己調整到最穩定的狀態。呼吸操是病友之間的回饋與陪伴，已康復的陪著煎熬中的，一次一次靜靜吞吐。

三、另一種理解的自由

在共住空間裡，充滿秩序。

大廳右拐是一廊道，廊道兩側是住民的房間，每間房間各有八張單人床，靠床頭的牆壁是每個住民的小小天地，有的牆壁張貼上自己畫的畫、有的是照片，有的是賞心悅目的各國月曆風景圖。共同的特徵是非常整潔明亮。

在群體生活的管理下，康復之家的住民們對於自己的生活也充滿自律與自我期許，共同作息培養出來的默契，顯現在他們徐緩錯身的腳步裡，住民之間有種彼此理解的放鬆，行走之間，一隻可愛的吉娃娃狗也忙碌地穿梭著。吉娃娃小乖也住了好長一段時間了，住民輪流餵她、幫她穿衣服、蓋棉被，她也是這裡的住民，而且還是非常受歡迎的一位。

小乖走走停停，期間總有住民停下來撫摸她、跟她說說話。

穿過廊道後方推開紗門，是相通的戶外走道。康復之家占地廣闊，有四棟長方型建築連在一起，每棟建築都是一樣的寢室設計。走到底是相連相通的戶外走道，建築中間還設有共通的公共庭院，圓形的白色戶外桌椅、開闊的洗手台、洗手台上方掛著住民們上書法課的毛筆，一枝枝毛筆都寫上了各人的名字，排排站好。推開中庭大門又回到了會客室公共區域。

已經接近傍晚用餐時間，一鍋鍋豐盛菜餚由餐廳送來，五、六菜一湯，蔬果、魚肉營養均衡。用餐時間是悠閒而靜默的，住民們也不限一定要在開放餐廳的座位區，各自找著舒服的位子坐下。

離去時，大樹向我們走來，手裡的碗盛滿炒紅蘿蔔、苦瓜排骨、高麗菜和菜圃蛋。大樹邀約著：「下次要再來喔，下次再來我帶你們去九份走走。」

走到門口回頭望向大樹，大樹後面是擠著一圈又一圈拿著碗筷向我們敞開微笑的住民們。

在他們身後是一道道深邃的申論題，分數不重要，唯有盡其所能地做答。

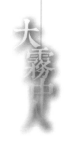

第八章

尾聲：回到正式工作場

這條由醫院一路走來的工作訓練場終站，是一個如同小型社會的真正工作職場。想為精神障礙朋友尋找能夠工作養活自己的人生道路，美川最大的心願在這裡得到實現。

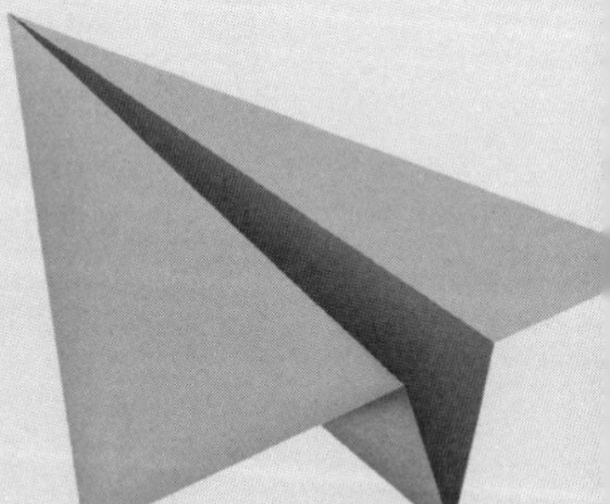

這些日子以來的努力與奮鬥，小瑩和小C決定接下正職的挑戰，接受正職的福利與面對正職的責任。

前往總倉的路上，要先走上一段鄉間小路。

日和晴朗、鳥聲不斷，這一條漫長的精障者採訪之路，一路以來，他們的笑顏、掙扎、內心的糾結，說著苦難遙望遠方的神情，都隨著腳步越來越清晰。踩踏在後，這才想起這漫長的一路，這些精障朋友們從未哭泣。美川、羅督導也不。他們一路已經走了好久，那些病情終於控制後艱難、困苦的時刻，掉眼淚的力氣都要留下來，才有勇氣和決心面對隨時可能更大的波瀾。

北社總倉的磚牆上寫了大大幾個字：「台灣主婦聯盟生活消費合作社」。

總倉門面是門市區，架上擺滿各式主婦聯盟用心與小農合作，或原食材、或再製加工的各色產品。

小門進去右彎，豁然開朗的新世界就呈現在眼前。裝滿一籃籃新鮮蔬菜的倉儲推車迎面向我們駛來，我們靠邊讓推車駛過，不遠處忙碌著的是梁課長。

梁課長是美川特別拜託要照顧精障病友的主婦聯盟工作者，身為總倉課長，他的另一個身分是隱身的輔導員角色，協助關懷精障朋友的困難與需要。

眼前的媽媽們沿著蔬果輸送帶兩旁，一圈圈作業著包裝蔬果的工作。蔬果輸送帶如同機場的行李運送帶不斷輸出新鮮蔬果來，機器輸送帶不疾不徐，由於沒有人工操作暫停的緣故，仍然有著限時包裝的壓力。

美川正向梁課長一一詢問精神病友的工作情況，羅督導興奮地向最遠方角落揮揮手，小瑩和小C正在最後面的倉儲架上整理包裝貨品。她們認真地在崗位上工作著，看到我們很興奮，卻也不忘繼續手邊的工作。

一路走向倉儲底，一位開朗的大男生向美川打招呼，是美川工作日誌裡曾提到大名鼎鼎的阿冒，阿冒病史也是幾十年的輝煌奮鬥，在美川和他不放棄的努力下，終於來到三重北社總倉，有了正職的磨練。曾經剛來到總倉時，因為當時的經理不明白精神病友對壓力的承受能力需要循序漸進，一下子丟來太多的工作重擔，使阿冒夜裡壓力大到夜不入眠、幾乎無法上班。他打電話給美川，美川聽了也非常憂慮，但仍決心放手讓阿冒去面對他的困難，她一路陪伴。美川跟阿冒說工作時的一切困難都需要溝通，要努力學習表達自己的困難。幾個月過去，阿冒終於在不斷溝通和面對下，適應了新工作，當時的主婦聯盟經理與媽媽們也因此更了解精神病友的情況。

阿冒說著阿光請假。阿光也是美川帶出來的精神病友，阿光和海香結婚，兩人當初都是醫院病友，一邊復健一邊就談起戀愛來。對於精神障礙病友的戀情與婚姻，美川抱持著不積極鼓勵的態度，然而事情來了就要面對，她陪伴阿光走過一段段因為戀愛引起的起伏低潮期，也被阿光和海香之間愛的力量給感動。

海香身形胖胖的，因為病情時不時會陷入暴食的狀況，她在阿光的心中總是完美可愛，阿光和海香互相扶持走過十幾年的婚姻生活。年前海香生了重病，必須動手術。她打電話給美川，除了述說心情也請美川好好陪伴阿光。海香的病與電話使美川感到海香的成長，也感受到精障病友之間的愛情，也有可能使彼此成為更好的狀態，互相扶持進步。

小瑩和小C還在倉儲最後排櫃子耐心地整理包裝貨品，見到我們，小瑩眼睛閃著亮光，小C也一旁微笑。我們五人在倉儲後面簡單寒暄幾句，言簡情濃。總倉倉庫的空間非常高闊，推車與蔬果搬運的聲響迴盪在這棟鐵皮建築裡。

此際站成一個小圓的我們，又有了如同在智立長桌共進午餐閒談的情感互動；人與人之間因為相識而變得不一樣，《小王子》書裡小王子和他豢養的狐狸，因為豢養，狐狸成了小王子心中獨一無二的狐狸、小王子也成了狐狸心中獨一無二的小王子。而小瑩和小C也因為和美川、羅督導之間的互相陪伴，彼此有了不一樣的情分。

人群中會一眼認出彼此，那條無形的、令人安心的線，成了危難時拉住對方不掉下懸崖最重要的關鍵。

爬上岸的人還有大如。

大如也是美川訓練出來的工作病友，曾經在媽媽過世前，因病情嚴重喃喃說著媽媽過世自己會崩潰的小女生，如今走過了喪母之痛，獨立堅強地成為三重北社總倉的工作成員一份子。

剛上班時，大如曾經在碰上壓力時感到非常沮喪，跑到廁所裡悶悶哭泣，但是想到美川的鼓勵便努力整頓自己，擦擦眼淚再開門出來勇敢面對工作挑戰。如今她已然可以獨當一面、適應工作中的種種變化，她還得到了市府頒發的獎狀——「年度最佳員工」。這個獎項本來也詢問小瑩和小C的，她們很害羞、不敢報名。有了大如的鼓勵，小瑩和小C答應美川下次會勇敢試試。

總倉占地百坪，員工也有上百人，在這麼大的工作場中工作著，有它的挑戰和不得不接受的壓力，也同樣有回到社會的榮耀與歸屬感。這條由醫院一路走來的工作訓練場終站，是一個如同小型社會的真正工作職場。

美川一心想為精神障礙朋友尋找能夠工作養活自己的人生道路，在這裡得到實現。

夕陽斜照在田間路上，每日餘暉，就如同美川的願望一樣日升日落，恆常綻放。思覺失調症是一輩子的事，這是慢性病，需要與它共存、接受它。陪伴也是一輩子的事，所有的爭吵、指責、勸勉、鼓勵，都必須在長期陪伴的力量下才有意義。

每一個家庭裡受著折磨的精神病友故事，都是如此淒楚而震撼人心，回到社會的人，如此令人尊敬。

而故事從來都沒有消失，只是不斷地在寫下去。

後記

意外地接下這本書的寫作工作，有了與這群思覺失調症的朋友相聚的機會。成長過程中因緣際會，對於精神疾病者總多關注，病與不病之間，其實那條界線是非常模糊的。

一開始僅僅是採訪美川，漸漸地人物開始鮮明、勾勒出來。我們在每個星期的相見中，多了熟識與相熟，這份真情相待，開始延伸成相守。信任是從很微小的事情一步步累積起來的，在給出愛的過程中，方才明白真正被愛的是處在團體中的自己。這世界真的是因緣相待，愛與被愛同根生。

寫作的過程經歷許多波折，也在大家的共同努力下，有了一同前進的力量。好幾回寫到夜闌人靜、無以為繼時，病友的微笑浮現眼前，帶著他們的寄託，我知道我還可以繼續下去，直到我們共同完成這件事。書稿開始慢慢出來，我和病友一起對稿，一起確認書中的描述都是他們內心的感受，在稿子完成時大家一起歡呼，我們好像一同為這趟旅程找到了歸途。

回想起來，寫作這本書所得到的是始料未及的，皮耶洛・費魯奇（Piero Ferrucci）在《仁慈的吸引力》裡提到：「仁慈的重要元素之一，就是即使在橫逆困境中依然堅定不渝，這種能力叫做忠誠。」而我真切地感受到一個「永遠在這裡（Always here）」這樣的陪伴的重要性。那不只是臨床治療的口號，更是生活中我們永遠能夠努力的方向。

人不能沒有支持體系。家庭是最初的支持，社會繼續提供給予。當一切都失靈時，一位手足無措的人，只要一生中有那麼一個人對他「永遠在這裡」，那很可能便是拯救他的最終一根繩索。

在寫作的過程，我感受到美川、羅督導如何以第一線視角永遠處在對方角度去同理，那是長期的訓練練就的慈愛與胸懷。精神病友對美川的信賴與彼此無語的空間，那種情感流動的深刻，令人感受海洋就在心中。陪伴羅督導回市立療養院時，日間留院裡的老病人自遙遠走廊的彼端就認出她，各自以不同的姿態急切地走向她，向她訴說自己的近況。即使已離開市療十年到了另一個醫療崗位，市療的病友依然喜愛想念著他們的督導。

這當中，我尤其感受到精神科醫護人員對精神治療的堅持。在他們談及自己工作時，深切感受愛是越用越出。曾經向蔡盧浚醫師問思覺失調症的成因，以及家屬應該如何面對。蔡醫師告訴我成因其實是細微難解的，我們很難探尋、說明清楚真正的成因，但是我們可以找出適當的解釋，只要能夠讓病友感到好一點，即使他們有自己的詮釋也未嘗不可，將錯就錯，只要事情是往好的方向發展。

病友家屬面對自己親人生病，心理的調適也很重要，如何接受，如何理解其實誰都沒有錯。寫作這本書的過程，像是一條探尋人性深谷之路，我體會到病與不病之間那條線是如此幽微，沒有誰比誰還高，這世上沒有人是正常人。只是有的人他生病了需要吃藥，有的人他生的是另一種病。我們能做的，是在人生的路上互相扶持，可以的話互相拉一把，明白在危難的時候，自己終將不會被世界遺棄，如同我們不會遺棄世界一樣。

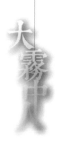

書近付梓，我想起波蘭女詩人辛波絲卡〈小談靈魂〉的詩句：「喜與悲，於它並非兩種不同的感受。當它們合而為一時，它才會與我們同在。」這本書所記錄的，也是如此。

非常感謝綠主張有限公司的籌畫，串起了這本書的緣分，主婦聯盟合作社提供了精神病友長期復健的工作場，點點滴滴工作記錄彌足珍貴。謝謝綠主張陳來紅對此書發行的鼎力相助，謝謝翁美川老師、羅春嬌督導的無私提供心路歷程，和精神病友們的溫暖、奉獻。

也要謝謝九歌出版社副總編輯曾敏英對這本書的支持。敏英細膩專業的眼光，對稿件關鍵性的建議與回饋，使書有了更好的呈現。還要特別感謝女書店前經理楊瑛瑛，瑛瑛多年的編輯經驗與對社會運動的敏感視角，一路陪伴著我，沒有瑛瑛就沒有這本書，在此也要致上深深感謝。最後要謝謝我的家人，謝謝病友，謝謝這本書。

願將此書，獻給每一位正在愛與困苦中努力的人。

Y　角　度　　0　2　1

大霧中人：思覺失調工作錄

國家圖書館出版品預行編目 (CIP) 資料

大霧中人：思覺失調工作錄 / 余欣蓓著 . -- 初版 . -- 臺北市 : 健行文化出版 : 九歌發行 , 2019.09
面；　公分 . -- (Y 角度 ; 21)

ISBN 978-986-97668-5-2(平裝)

1. 思覺失調症 2. 工作復健 3. 個案故事

415.983　　108012305

作者── 余欣蓓
策畫── 綠主張股份有限公司、楊瑛瑛
責任編輯── 曾敏英
創辦人── 蔡文甫
發行人── 蔡澤蘋
出版── 健行文化出版事業有限公司
台北市 105 八德路 3 段 12 巷 57 弄 40 號
電話／ 02-25776564・傳真／ 02-25789205
郵政劃撥／ 0112263-4

九歌文學網　www.chiuko.com.tw

印刷── 晨捷印製股份有限公司
法律顧問── 龍躍天律師 ・ 蕭雄淋律師 ・ 董安丹律師
初版── 2019 年 9 月
定價── 280 元
書號── 0201021
ISBN── 978-986-97668-5-2

（缺頁、破損或裝訂錯誤，請寄回本公司更換）
版權所有 ・ 翻印必究　Printed in Taiwan